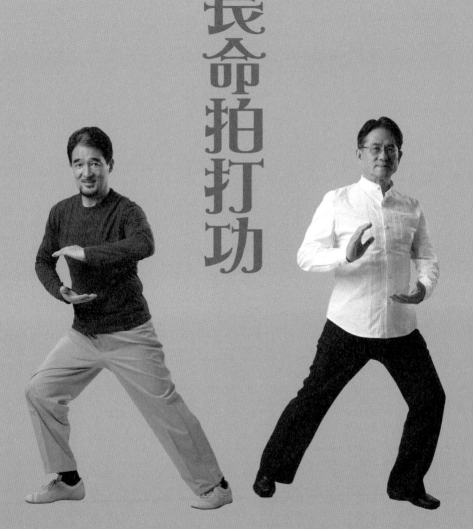

科學氣功學會理事長
吳長新

正宗版

長命拍打功

吳長新整合療法

# 正宗版長命拍打功

2011年8月初版　　　　　　　　　　　　　　　　　定價：新臺幣320元
有著作權‧翻印必究
Printed in Taiwan.

| | | | | | |
|---|---|---|---|---|---|
| 著　　者 | 吳 | 長 | 新 |
| 攝　　影 | 雲 | 中 | 岳 |
| 發 行 人 | 林 | 載 | 爵 |

| | | | | | | | |
|---|---|---|---|---|---|---|---|
| 出　　版　　者 | 聯經出版事業股份有限公司 | 叢書主編 | 林　芳　瑜 |
| 地　　　　址 | 台北市基隆路一段180號4樓 | 編　　輯 | 林　亞　萱 |
| 編輯部地址 | 台北市基隆路一段180號4樓 | 特約編輯 | 李　明　芝 |
| 叢書主編電話 | (02)87876242轉221 | 美　編 | 劉　亭　麟 |
| 台北忠孝門市 | 台北市忠孝東路四段561號1樓 | 示　範 | 周　雅　惠 |
| 電　　　　話 | (02)27683708 | | 雲　中　岳 |
| 台北新生門市 | 台北市新生南路三段94號 | | 吳　長　新 |
| 電　　　　話 | (02)23620308 | | |
| 台中分公司 | 台中市健行路321號 | | |
| 暨門市電話 | (04)22371234ext.5 | | |
| 高雄辦事處 | 高雄市成功一路363號2樓 | | |
| 電　　　　話 | (07)2211234ext.5 | | |
| 郵政劃撥帳戶第0100559-3號 | | | |
| 郵撥電話 | 2 7 6 8 3 7 0 8 | | |
| 印　　刷　　者 | 文聯彩色製版印刷有限公司 | | |
| 總　　經　　銷 | 聯合發行股份有限公司 | | |
| 發　　行　　所 | 台北縣新店市寶橋路235巷6弄6號2樓 | | |
| 電　　　　話 | (02)29178022 | | |

行政院新聞局出版事業登記證局版臺業字第0130號

本書如有缺頁，破損，倒裝請寄回聯經忠孝門市更換。　　ISBN　978-957-08-3839-8 (平裝)
聯經網址：www.linkingbooks.com.tw
電子信箱：linking@udngroup.com

國家圖書館出版品預行編目資料

正宗版長命拍打功/吳長新著.雲中岳攝影.
初版.臺北市.聯經.2011年7月（民100年）.
152面.17×22公分（吳長新整合療法）
ISBN　978-957-08-3839-8（平裝附光碟）

1.氣功　2.經穴　3.養生

413.94　　　　　　　　　　　　　100012656

## 有病看醫生，健康靠自己

年輕的時候身強體壯，爭強好鬥、意氣風發，都是用身體去賺錢、去吃喝玩樂，把身體糟蹋了。到年紀大的時候，想用錢買回健康的身體，買的回來還好，但有時候為時已晚、後悔莫及。

從事演藝工作，不管是當演員、導演、製作節目，交際應酬很多，生活很不正常，體重從 68 公斤一直胖到 93 公斤。再加上兩腳的膝蓋嚴重挫傷，動了兩次關節手術，把破裂的半月軟骨拿掉，而且前十字韌帶嚴重拉傷鬆弛，導致兩腳無力幾乎無法運動，身體狀況越來越差。到了四十幾歲的那年冬天，有一天我缺氧昏倒，差點沒命。住院的十天期間，檢查才發現全身都是毛病，有高血壓、心肌肥大、脂肪肝，而且血脂肪高到將近 600，醫生半開玩笑的說：「你的血都可以炒菜了，血濃得像柏油一樣幾乎走不動，再不改善就要沒命了。」這十天讓我有了深刻的體悟，心想不要賺到了錢賠了生命，那就什麼都沒了！

從此，我改變了生活習慣，在正聲廣播電台主持一個健康節目。當時有緣結識「科學氣功學會」理事長吳長新老師，請他來節目傳播「傳統醫學的健康講座」。

在與吳老師相識的十幾年中，我學習了傳統醫學，有無痛刮砂拔罐健康法、拍打氣功、藏密大手印調氣功、無痛手足按摩、耳穴健康法、人體經絡易理等任何好的健康方法。我遇到了一個好的老師，還有更多好的方法。

吳老師不但是位好老師，更有一副好心腸，老師經常說：「健康不是有錢人的權利，而是每一個人的權利。」吳老師累積了畢生的經驗，用「雜合以治」的方法，結合中西醫理、氣功、傳統醫學療法，集所有之大成，無私的教導我們。吳老師不但不藏私，還經常捐獻救護車及幫助弱勢團體，並且幫大家義診，曾跟隨老師學習過的學員們都非常感恩、惜福！

　　這幾十年我歷經了兩次嚴重的運動傷害，動了兩次膝蓋關節鏡手術，還有肥胖症、心血管疾病，到現在我超過一甲子的年紀，還能在籃球場上跟年輕人鬥牛幾個小時，都是多虧了吳長新老師的教導，以及運用吳老師的健康保健方法，真的非常感恩、感謝！

　　長命拍打功不同於一般的運動，是長命氣功之一的動功。我個人認為這是一種最好的運動，沒有運動傷害，只要循序漸進持之以恆，一定能常保年輕、健康、快樂。

## 吳長新老師長命拍打功的特色

1. 與所有氣功、運動都不衝突，並且能夠提升氣功、運動的效果，可以作為氣功、運動前的暖身運動，活化氣血、促進全身氣血循環，有「氣機發動」的功能。也可作為氣功、運動結束後的緩和運動，此動作與許多氣功套路的收功、收式有異曲同工之妙，能夠讓活動的氣血不瘀積、不停滯在身體或經絡的某個部位，而讓氣血歸經。此外，當氣功、運動不當時產生的身體不適、氣血不通，如胸悶、氣喘、痠痛、瘀結，拍打功也有紓解、調理的功能。

2. 是生活化的氣功運動，最為簡易、最為自然，能將人們許多因生活造成的身體不適所產生的自然反應動作，加以有序化、條理化、理

論化、手法化。例如，老年人有腰背痠痛，自然會捶打，但一般都不知原理、不知原因、不知手法、也不知是否正確。看完了《正宗版長命拍打功》，基本上就會了解大約是什麼臟腑出了毛病？屬於什麼經絡？該用怎樣的手勢、手法拍打，才能舒適而有效？

3. 操作的時間、地點沒有限制，幾乎任何時間、任何地點都可以拍打：走路時可以拍打，爬山時可以拍打，休閒運動、觀賞夜景時，也都可以拍打。

4. 與所有的醫學、醫藥、傳統療法，都能相結合而不衝突，可以說是結合所有醫學、藥物等之「集大成者」。譬如：服用藥物，同時依據病變的臟腑、經絡、穴位拍打，可促進藥物的吸收，並且因為氣血的活化，相輔相成，更易痊癒。拍打是推拿按摩手法的延伸，而拍打同時也是針灸手法的延伸，所謂「以手代針」，了解經脈穴位，一樣可以達到刺激的功效。

5. 特別強調「快樂、正心」的意念是本功法的最基本要求，對於個人的修身、病氣之去除以及社會的祥和，都有最大的功能。

　　「長命拍打功」的精神是「快樂」，這是人生的目標、生活的目的、生命的意義。經由正確的拍打，不僅僅讓身體每一個臟腑、器官、經脈，甚至於細胞都能沒有瘀塞、停滯，達到「氣血活化、快樂起來」的境界。更重要的是讓我們的意念、心情、想法都「快樂」，最終達到身、心、靈的「一致快樂」，這才是終極目標。因為「快樂是良藥！」誠如聖經箴言（第 17 章 22 節）：「喜樂的心，乃是良藥，憂傷的靈，使骨枯乾。」法句經・佛陀說：「愉快是覺悟的開始」，「愉快是所有覺悟者開啟智慧的起源」，「悟道的形式有二種：最好的悟道是在快樂中體會出生命的意義，這種覺知，才能長久永存；另一種形式是

在極大的痛苦中悟道，但當痛苦消失之後，這個頓悟也會因痛苦之不存在漸漸消失。」

人之所以會生病，無非是積勞成疾、營養過剩不均，而氣血阻塞百病叢生。吳老師的這本長命拍打功，不但讓您有氧氣、有營養、有修養，更讓您有「氧」健康快樂多！

雲中岳

---

**雲中岳**

演員、製片、場記、副導、導演、製作人。

作品有英雄有淚、卻上心頭、燃燒吧！火鳥、問斜陽等近三十部電影。另有多部電視劇作，如掌聲響起、愛殺十七、籃球火等。亦曾擔任電視節目來電 50、台視親密劇場等製作人。

近十幾年跟隨吳長新老師學習各種傳統醫學，長期從事有氧健康、食療養生、醫食同源、換食療法、能量醫學等「雜合以治」的綜合健康療法養生。

# 自 序
# 拍打全人類　快樂又健康

## 緣起

　　1999 年台灣發生「921 大地震」，地動天搖、傷亡無數，民眾驚惶失措。尤其南投、台中的居民，即使過了一、兩個月，仍有許多人直到地震發生的凌晨 1 點 47 分過後才敢回房睡覺。接著憂鬱症、自殺的訊息不斷傳出，人心惶恐，令人心酸。

　　長新念茲在茲，希望盡一己心力，透過長久以來研習的「傳統醫學民俗療法」，幫助國人安頓身心、得到健康。因此發心召募五百位學員，傳授正確「收驚」功法並攜帶「祛邪防瘟」物品，前往災區幫助災民。行動開始才赫然驚覺，現代人的身體氣場能量大多非常虛弱且紊亂，自救尚嫌不足，如何助人收驚？於是長新應用「嬰兒拍打」為基礎，加上「病人拍打」暨「老人拍打」，創編出適用於全人類的全套「長命拍打功」，希望能先幫助習練者通暢經脈、潔淨磁場、增強能量、祛病強身。

## 了解氣功的原理，人人都能成為大師

　　氣功是上天賜給人類的恩慈，簡易、神奇、有效。但因少數人的自私「留一手、秘傳、神怪」而失傳。即便「失傳」，大家「知其然，不知其所以然」的胡亂做都能有效，並且屢次造成「氣功事件」，由此可知氣功確實有大威力。人們若未蒙氣功之利、反受其害，究其原因，即是「無知」所造成。長新認為唯有破除私慾，將氣功真相公開，教導群眾，才能扭轉不良運勢。因此由自身做起，將畢生所學有關延長壽命、祛病除痛的氣功功法，系統整理出「長命氣功」，分為「長命拍打功」、「長命調氣功」、「長命開穴功」三個功法教授大眾，「拍

打功」可說是最原始、最古老的「環保綠醫學」。

　　「長命拍打功」是基本功法，必須先學先救自己，調整身心，培養「真氣」，才能助人開穴、收驚。長命拍打功除了淨化磁場、增強能量，對於頭痛、憂鬱症、鬱卒、氣不足、心肺功能問題、腸胃功能不佳、腰痠背痛、腿膝無力、頻尿、便秘等，皆有立竿見影的調理功效。接著習練「長命調氣功——拉筋大手印」，調合氣場，繼而學習「長命開穴功——收驚定神開潛能」，就能真正有效地為自己或助人開穴、收驚，達到定神、袪病的功能。

　　至於拍打的力道與手法是否正確，檢驗的標準其實很簡單，清「四庫全書」之《醫宗金鑑》：「法之所施，使患者不知其苦，方稱為手法也。」可作為準繩。嬰兒、病人暨老人拍打，拍來輕鬆舒服，為什麼民間部分「按摩、拍打」卻是「越痛越好」？最主要是誤解了「氣血不通，不通則痛」的真意。人有痛覺神經，死命打一定痛，這是常理，不痛反而有違常理。真正的「不通則痛」，則是完全沒有外力的碰擊就自然會痛。「越痛越好」、「死命打」，大半是外力造成傷害的疼痛，打出的瘀青，多數是重力傷害造成的微血管破裂。了解正確醫理、力道與手法的人，拍痧不僅不痛，反因手法正確而使拍打處漸漸發熱，產生一種舒暢幸福的感覺（長新將之定名為「幸福拍痧」），不僅能清楚分辨「痧和瘀血」的不同，同時還可看出相應臟腑的健康狀況。

## 何謂正宗版長命拍打功？

　　隨著兩岸交流，因緣際會於 2002 年 9 月 9 日應邀至大陸廣西中醫學院「第四屆全國南方片推拿學術交流會，第三屆全國手足推拿學術研討會」，主題報告「長命拍打功」並贈送 VCD 給與會代表，得到極高的評價與殊榮，獲頒「一代名醫 造福華夏」掛軸與銅匾。另於 2003 年起，受邀美國加州演講教學每年約 2-3 次，除了針灸、無痛刮痧拔滑罐、手足推拿、耳穴療法、薰臍療法、虹膜觀照看眼知病等，「長命

拍打功」是每次必教的課程。2009 年 1 月應邀到洛杉磯「華僑文教中心」，培訓三百位「三度空間養生拍打 CPR 健康推手」，榮獲趙美心女士（美國國會首位華裔女眾議員）頒發獎狀表揚。同年 11 月，應美國 CAAM 加州中醫公會邀請，演講、教學無痛刮痧拔滑罐、薰臍、放血等「傳統醫學整合療法」，附帶教學「長命拍打功」，榮獲聘任顧問。簡言之，「長命拍打功」可說是唯一由台灣創編，傳揚大陸、美國，及歐洲等地的氣功，實可謂台灣之光。

　　「長命拍打功」全套拍打，一如太極拳、健身操，都可算是預防保健，很多人在練功時會「一個不小心」就把身心的病治好了。這多半是因為平時不運動、或運動不得當，身體積累了一些不順暢，只要一運動，氣血活化、經絡暢通，恰巧對上病理而病癒，純屬「碰運氣」。正確治病，必依醫理調理，才是對症下藥，在新版的《正宗版長命拍打功》一書中，增加了〈活用長命拍打功〉單元，其優勢便在於此。長新針對十五種常見症狀，提出正確的醫理調理法，只要依法操練，當可改善病症、強健身心。

## 常練拍打功，健康自然來

　　十年來，除了台灣大地震，國際上也歷經了四川大地震、美國 911 恐怖攻擊、南海、日本海嘯等天災人禍。值此人心惶惶、驚恐不安，重新整編長命拍打功，期盼世人在日常生活中能活用長命拍打功的正確手法與醫理，對症防病、調病、祛病，自我保健、安頓身心，走出災變的恐懼陰影，過著健康、快樂的生活。

　　「長命拍打功」非常簡單易學，只要詳讀本書，對照書中圖片或播放隨書 DVD，短短 18 分鐘的全套動功即有相當成效。諸位有善緣的讀者朋友，請仔細閱讀本書，若能參加免費學功班，現場體驗「丹田運氣、獅子吼」的震撼，您將更能深入體會我國氣功的博大精深、功效神奇，且不再走火入魔。

吳嘉興、黃學明夫婦及吳善軒一門三傑，默默的遠傳善緣至紐西蘭，編錄英文口令詞，在幼稚園、小學及老人院教學，並自租場地免費作社區教學。林文松、黃琇蘭夫婦及林鼎淵（小徒弟）於北市光復國小教學二年級同學二十餘班，成績斐然，獲林基在校長頒獎表揚。許麗花、洪文圳（彰化溪洲國小校長）賢伉儷耕耘中區十餘年，學員近萬人並首創小學朝會教功「泰山健身操」三分鐘。吳素貞創組樹林體育會長命拍打功委員會，接續會長黃清德、林本松，薪火相傳至今十餘年。余華屏在板橋公園教功十年。丁冠倫（90歲）、邱麗妤賢伉儷於政大帶功近百人，現遷居台中東興國小練功。馮碧華在心路基金會教功；周坤源在台北市公園教學；高銘聰則引領高雄；許永坤在中正紀念堂教功，是孝親楷模；美國 Grace 引領 Glady、Lily 等；周雅惠、劉秀卿、何春光、林美英、陳雪芬、廖淑寬、林莉芳皆堅守崗位、默默耕耘。太多認真感人的朋友，不及細述，在此一併致上最誠摯的謝意，感恩！

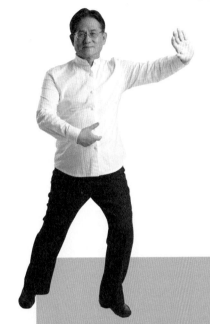

目次

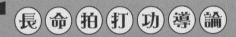

# 1 長命拍打功導論

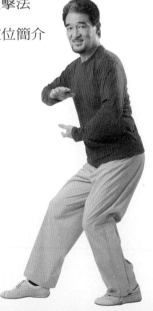

# 2 長命拍打功功法

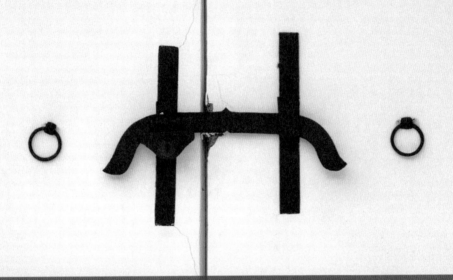

練任何氣功，
一定要先了解它的原理、方法，然後循序漸進、持之以恆地修練。
「長命拍打功」每一招、每一式都蘊涵著經脈、穴位、
中西醫學生理解剖、氣功，或易學上的依據。

1

# 長命拍打功導論

# 概述

「長命拍打功」的每一招、每一式都有理論基礎，依據的是人體的經脈、穴位、中西醫學的生理解剖，以及氣功、易學等原理。

## 「知其然，不知其所以然」，只能算是「國民健康操」

學習氣功必須了解每一招、每一式的基礎原理，才會袪除長久以來「只知其然，不知其所以然」的疑慮，同時也才不至於淪落為氣功「呆呆族」或「國民健康操」，成為「碰運氣療法」的白老鼠，甚至「走火入魔」而傷害身心。

學氣功而不知氣功以及所學功法的功理，只是謹遵老師指導，擺著架勢呆站，這些情況統稱為氣功「呆呆族」。比如說，氣功的「站樁功法」有著許多架勢，而不同的架勢就有不同的功效。例如兩手放在頭頂，掌心向上，多源自秘傳八段錦的「托天理三焦」，或稱「頂天立地」，而掌心向下則屬「捧氣灌頂」之類。倘若不了解不同的功理、功法有著不同的效果，那不就只是「呆呆站」？

為什麼又有所謂氣功族的「國民健康操」呢？這個族群同樣源自於教、學氣功的「一知半解」、「知其然，而不知其所以然」。一樣的動作、一樣的姿勢、一樣的「比劃」，但不知每一招、每一式各有不同的功理與功效，不就像是早期中小學的「課間操」，聽著擴音器傳來的口令，師生們漫不經心地跟著

人是動物，要活就要動。

「一二三四、五六七八，二二三四、五六七八………」依樣畫葫蘆的「國民健康操」？

「人是動物，要活就要動」，這是耳熟能詳、朗朗上口的老生常談。但現代人卻因為工作、學業的繁忙，無法充分地「活動」，許多人終日沉浸在股票、公文、辦公桌、杯觥交錯中，漸漸地年齡增長、身體機能老化、病痛隨身。此時，醫藥無法救急，或是雖能暫時解除疼痛，但卻無法根除。

其實只要稍加運動，身上許多疼痛就可不藥而癒，但很多人卻以為這是所練功法的「神力」所賜，因不了解功理而走火入魔。本書就此一缺點，將所有「長命拍打功」的基礎理論詳細解析，每一招、每一式都做功理說明，讓每個習練此功法的人都能「知其然，並知其所以然」，如此才不會受到傷害。

## 氣就是生命

比如說，我們的手怎麼會有氣？我們必須知道，只要是人，他就有氣，因為「人因氣而生」。「氣就是生命」、「氣長命長，氣短命短」。在這種情況下，我們如何了解「氣就是生命呢」？若是從中西醫學和現實的原理去了解，大家就很清楚了。

首先，以西方醫學的生理解剖來說明，人體約 75％ 是水，水有三態變化：固態、液態、氣態。我們的毛髮、骨骼、肌肉、血液、體液，所有身體上的組織結構絕大部分是水。從現實生活上的具體理解，一個人可以 14 天不吃飯（飯與食物基本上就是（固態的）氣），可以 7 天不喝水（水是（液態的）氣）還可以存活，卻不能 7 分鐘不呼吸。如果沒有氣，人就斷氣了，就沒有生命。

第二，再以一般人不太注意，但卻是簡易、常見、不變的「生命現象」來解釋。那就是每個人還在媽媽肚子裡的時候，沒有自我的生命，此時，個人和媽媽是同體、同命。我們身體上的營養、新陳代謝，

全部依靠著和媽媽身體連繫的臍帶。肚臍在中國醫學是屬任脈的「神闕穴」，所以，神闕穴可以通我們全身，活化我們的氣血，進行新陳代謝的功能。

我們依附在媽媽的身上，而媽媽在組成我們的時候，又是和父親的精子聚合，這叫作「先天氣」。等我們從媽媽的身體出生時，必須把臍帶剪斷，當臍帶剪斷以後，我們就必須靠「後天氣」，也就是要靠自己的身體呼吸。身體呼吸最重要的器官就是肺臟，此時新生兒必須要哭、必須要叫，所以常用「呱呱落地」來形容「新生命的誕生」。當我們一哭一叫，嘴巴一打開，鼻子與嘴巴兩個「竅」通氣時，本來在媽媽肚子裡是萎縮的肺臟，就開始營運自己的「生命之氣」，這個時候才叫作「有了生命」，醫生才會跟父母親說：「恭喜你生了個寶貝！」

然而有的時候，小孩在出生時並不哭叫，醫生就會非常緊張。因為他不哭不叫，他不呼吸後天（大地）之氣，他不營肺臟功能的運動，實質上，他還不能算是有生命，所以他的身體會不斷地發黑、發紫，這個現象在醫學上稱為「缺氧」。缺氧就是沒有氣，沒有氣就沒有生命。此時，醫生通常會提起嬰兒的兩條腿，打他的屁股、刺激他，讓他發出聲音，此舉最重要的目的就是要讓他因刺激、疼痛而開始呼吸。當他哭的時候就開始呼吸，他的身體也會因有氣而慢慢由紫、由黑，漸漸地變淡、變紅潤，這時

**讓氣能夠延續、淨化，最好的方法就是持之以恆地練氣功。**

嬰兒才有了真正屬於自己的生命，所以說：「有氣就有生命」。

　　人在年輕的時候，身體的功能、機能比較強，所以在運動、爬樓梯、跑跳時不容易氣喘，這是因為身體有很好的機制。但是年紀慢慢大了以後，身體機能開始退化，氣血開始瘀塞不通，這時爬樓梯或稍微做個運動，都會大口大口地喘起來，這就叫「上氣不接下氣」。氣不足了，氣就短了、氣就虛了，所以說：「氣長命長，氣短命短。」讓氣能夠延續、能夠淨化、能夠延長，最基礎、最好的方法，就是持之以恆、循序漸進地練氣功。但是，練氣功如果不了解原理和正確方法，經常容易因幻想、幻覺出問題，並且容易造成運動傷害，也就是一般人聞之色變的「走火入魔」。

## 練氣功必先了解原理，才能正確操練

　　所以，練任何氣功，一定要先了解它的原理、方法，然後循序漸進、持之以恆地修練。長新的「長命拍打功」就是縝密地依循這個目標，每一招、每一式都有其原理和方法。在了解之後，最重要的還是要自己去「身體力行」，才能打通自己的氣脈、活化自己的氣血、純淨自己的磁場、祛除自己的病邪。此時，先把自己的身體健康把守住，先救自己，然後才能談到救他人、救台灣、救世界。

　　我先舉一個最為簡單的「氣功」例子，當我們放鬆兩手手掌輕輕地搓動，讓它們緊密而自然地搓動，慢慢的雙手就會發熱，會有氣的感覺。這麼簡單的一個動作，任何人都會做，但很少人知道這就是「氣功」，也就是「氣感」。這麼簡單自然的動作，就能活化

**兩手輕輕搓動，慢慢地就會發熱，就會有氣的感覺。**

我們機體末梢神經的氣血，只要持之以恆，就會讓我們的雙手溫暖而不冰冷。

很少有人想到，當任何一個人手是冰冷的，不論之前你練的是什麼「神功」，或服用的是什麼「仙丹妙藥」，事實上都沒什麼功用。因為手腳冰冷，就是「末梢氣血不通」。

另外還有一個坊間習功者最容易犯的錯誤，就是雙手搓得非常用力，希望雙手快快發熱，以為越用力越好、越痛越好。事實上，這也是錯誤的。各位朋友不妨試試，如果你很用力、很使勁地搓你的雙手，約一兩分鐘之後打開雙手聞聞看，是不是有一股燒焦的味道？這就是搓得過度，以致產生磁場的焦化，這是錯誤、不正確、不知功理的氣功操練法。

## 靜磁場感應

了解正確的練功方法很重要。基本上，搓手要輕鬆自然，這樣的動作最能產生溫熱，這就是氣、就是能量。你可以稱它為「生命能量」，也可以稱之為「宇宙能量」，但事實上它就是氣，所以不要被一般民間特異的名詞所蒙蔽、吸引，必須實事求是，仔細思考，去了解什麼叫宇宙能量？什麼叫生命能？它們究竟有何差別？其實回過頭來說，這些通通都是生命的「氣」。

最簡易而自然的氣功是搓手之後雙手產生溫熱，這就是氣到血到「氣血通暢」。人體的氣血循環旺盛，這時最具體、最直接的感覺就是手腳不再冰冷。末梢氣血活絡了，氣血通暢到我們手指的末梢，持之以恆，你會發覺平日冰冷的雙手越來越溫暖、越來越滑膩，好像剛洗完溫泉的感覺，這就是最簡易而正確的氣功功法。光是這樣可能就讓你瞠目結舌，基礎氣功竟然如此「簡易而神妙」。

接著把兩隻手輕輕地分開，距離約 10 到 20 公分，掌心相對，手指頭不出力、不伸直、不併攏，很自然地微微彎曲，指尖朝上，保持

**靜磁場感應。**

兩掌相對不動，靜靜地放在頸胸前。這在氣功稱作「靜磁場感應」，屬於「靜氣功」的一種。此時整個身體外表形態、姿勢看起來是保持全然不動，但練功者本身可以清楚的感應到你的兩個手掌之間，有著像是兩塊磁鐵之間相斥相吸、麻麻刺刺的氣感。初學功者會驚訝於它的神奇、不可思議，因此很多人會被氣功吸引、迷惑。但這類感應在氣功的操練裡可是隨處可見，多得不可勝數。在知道生理的功能與氣功的原理之後，對於這類現象就能很清楚地了解。像是這種溫熱或手掌間有股相吸相斥的感覺，是什麼呢？這就是氣，這種「氣感」也就是一般所說的「靜電」、「磁場」、「能量」。

我國傳統醫學認為人是陰陽的結合體（對應著天、乾、地、坤），是父精母血——父親的精子和母親的卵子的結合。父為陽，母為陰，因此，我國醫學理論的陰陽學說，將人的臟腑也分陰、陽，五臟（肝、心、脾、肺、腎、心包）屬陰，六腑（膽、小腸、胃、大腸、膀胱、三焦）屬陽，彼此之間互為表裡、相輔相成。雙手也是，這就好像磁鐵一樣，一邊是北極，一邊是南極。根據這樣的理論，我們的兩隻手就是兩個磁極，當你放在胸前（或任何部位），會自然地發生感應，產生磁鐵相吸相斥的感覺。

靜磁場感應做得越久，練功人的氣感就越強，假以時日你會發現手上好像真的捧著一個氣球。很多人搞不清楚，覺得這樣的說法是笑話一樁，很好玩，就像太極拳，有人形容它是：「抱著一個西瓜，切兩半，一半給你，一半給他。」但真正懂氣功的人在練太極拳或少林一指禪等氣功，練對了、練久了，就真的會感應到捧的是一個氣球。

那種氣場圓融、充沛、盈滿、鼓脹的感覺，就像做靜磁場感應時兩隻手輕輕擺在胸前一樣，是非常具體而實際的，這也只有練功者本身才能真實地具體感應。

久練、真練靜磁場感應、太極拳等氣功的習功者，當他達到這樣的一個境界時，全身氣血經脈的通暢度、磁場的潔淨度，都達到了有序化的功能，並且越來越順暢，所以身體也會越來越健康、越強旺。通者不痛，瘀塞袪除了，身體上許多「氣血不通」的疾病，也就自然消除了。

靜磁場感應練熟了以後，「熟能生巧」，我們就可以變化它。這樣的氣功道理並不困難，當你真正了解的時候就很簡易，所以我國民間有個「一點訣」的說法，就是「真傳一點訣」，若真心要把事物的機制告訴你，只在於一個小小的關鍵。但若這「一點訣」不通的時候，就會「知其然，而不知其所以然」。

## 靜磁場感應的基礎變化

靜磁場感應最基礎的變化有下列幾種：剛開始體力不夠而且不是很熟悉，做久了會沒有辦法支撐，這時兩手可擺在大腿上、坐著做。兩個掌心相對，自然保持姿勢的端正，只想著「全身放鬆全心空，一點靈氣在運功」，其他什麼都不要想，就去享受鬆、靜、自然的感覺。但也不能整個都放空，你要存著一念，知道你是在練功。久而久之，磁場和氣會在全身流竄，這樣練熟了以後，你的氣場感

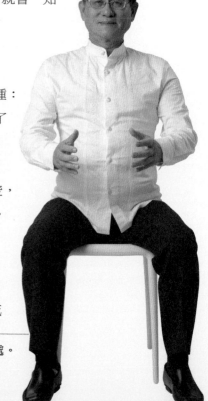

**靜磁場感應：雙手放在小腹、肚臍處。**

應會越來越強，體力也會越來越好。

　　基礎功法熟練了，體力也較強旺了，接著就可以提高雙手到小腹、肚臍處，也就是一般練功者習稱的「丹田」。我國很多氣功功法都是這個模式，將兩手「結（手）印」，放在肚臍、小腹前。

　　再習練一些時日，功力會更加精進，當你的磁場和氣場感應、體能都有了長足的進步時，就可以把雙手擺在胸口、喉嚨前的部位，掌根大約在胸前（胸前兩乳正中是膻中穴，膻中穴的內層正好是心臟，兩邊是肺臟），通過兩個乳頭的連線正中心，在這裡做磁場感應。

　　掌根由膻中循任脈往上到下顎，這一段經脈屬於我國傳統醫學的「任脈」，指尖大約在鼻子、上唇的地方（這一段屬於「督脈」），由此可知：

　　第一、靜磁場感應這個動作，以及手的置放部位和它的氣、磁場感應的功能，主要是在「融合陰陽、氣通任督」。依據我國醫學，人的經脈有五臟六腑的十二正經，還有奇經八脈——聯繫十二正經的溝渠，其中以任、督兩條經脈最為重要。我們常在武俠小說讀到「打通任、督二脈，功力增加一甲子，練就金剛不壞之身」的詞句，雖然誇大，但在具體的經脈功能上有基本的依據。任、督二脈在我國醫學氣功上，就是兩條極為重要的人體經絡，如果你真正了解任、督脈在哪裡，並且真正地應用各種具體的傳統醫學方法，如氣功、刮痧、拔罐等把它們貫穿通暢，而不僅止像坊間部分習練氣功者只「觀想」隨著呼吸有一個「氣團」或「白光」等在任、督脈貫穿（光「觀」想是不夠的），基本上

**靜磁場感應：雙手放在胸喉前。**

對於身體的健康、壽命的延長、意念的清明等都會有著非常好的功效。

根據我國傳統醫學裡的人體經脈學說，任脈是五臟之督綱，督脈則為六腑之督綱。這兩條經脈究竟在人體的哪個部位？這兩條經脈都發源於人體的會陰穴，也就是軀體的最底部，兩陰——前陰（生殖器）、後陰（肛門）——之間。此處在氣功、瑜伽的修煉上均極為重要，道家稱為「海底」，瑜伽稱為「海底輪」。從會陰穴往前面經過生殖器、肚臍、兩乳正中、喉結到下顎是為任脈；往後面經過肛門，循脊椎直上後頸、枕骨、頭頂正中百會、兩眉正中印堂，循鼻樑而下，經人中至上牙齦，是為督脈。

依據我國醫學、氣功、經脈等理論，當我們在媽媽肚子裡的時候，嘴巴是閉住的，靠肚臍來通任、督脈，通全身經脈，這是先天。但是當我們出生、剪斷肚臍，嘴巴一張開呼吸時，任、督脈就有了缺口，所以（幾乎我國所有的氣功都要求）經常保持嘴巴輕輕閉上，舌尖輕舐上顎，就是在修復任、督脈通暢的基礎氣功，這在氣功的專有名詞稱為「搭天橋、通任督」。因此當我們雙掌舉至胸前，指尖在鼻、唇下，掌根則約在膻中，除了暢通人體的左右陰陽，也正好把任、督脈連接起來，放久了，它的磁場感應特別強烈就是這個道理。

第二、當雙手如此置放時，雙手的磁場和心肺的磁場會產生磁場交互感應。心主血、肺主氣，心肺放鬆，讓心肺功能與任、督脈通，把心肺功能和左右手磁場的陰極、陽極接通，形成一個大磁場，也就是所謂的「周天」（註）。如此心肺功能好，氣血循環自然旺盛。所以，雖然是基礎的靜磁場感應，就能夠產生通暢氣血的良好功效。

---

註：周天在氣功的修練裡有大、小周天，此為小周天中的一種。

越放鬆自己，越能得到天地磁場的感應，因為天、地、人本來就是一體的。

## 鬆靜自然中的磁場感應

　　很多人不了解我國的氣功能產生許多神奇奧妙的磁場感應，甚至於還未進入氣功的領域就被催眠，才踏入氣功的門檻，就被許多神奇的現象震撼、吸引。你絕不會想到這在氣功裡只是剛開始的放鬆而已，當你放鬆以後，人在鬆靜自然中就在練功，身體天然的、神奇的、自然的磁場感應（氣場）就會不斷顯現出來。此時，突然覺得胸口發熱，呼吸鼓脹的厲害，好像剛打完球一般，這樣的情況持續一段時間，原來有氣喘的，現在會改變，這叫作「磁場的自律神經的自動調整」。有時，有人會感覺額頭上有白光，有人會感覺百會穴有白光，這些都是人在完全放鬆之後，磁場的一種特殊感應，在氣功的修練裡，可說是「輕鬆平常、隨處可見」。

　　在我國高級氣功裡，額頭部位又叫天目、第三眼，依據生理解剖，印堂直入裡面是松果腺，再裡面是腦下垂體，是全身內分泌的主要功能區。頭頂中央的百會穴，在我國針灸屬督脈的「百會穴」，在瑜伽叫「頂心輪」，在密宗稱為「梵穴」，在道家是「泥丸宮」，由上述各種重要修練門派的認知，可以想見這個地方的重要性。一般人不懂，連它在哪裡都不知道，如何練好功？長新在教功時，很多學員都能感

應白光，這屬氣功「沖脈」、瑜伽「中脈」的通暢，天、地、人氣的一種貫穿，稀疏平常。但當一個學員初次接觸氣功就能有如此快速的感應、通暢，多是思想單純、心地善良、凡事樂觀的人，或是特殊根器，能不受外欲的影響，保有「赤子之心」，因此越放鬆自己，越不要有酒色財氣、榮華富貴的羈絆，越能得到天地磁場的感應。

在氣功的初入門，僅僅一個靜坐、站樁，基礎的磁場感應，就能產生很多「神奇」的現象。再往氣功的大門裡走去，神妙的磁場感應更是花團錦簇，當然會吸引更多的習功者。但如果不知花性，不了解曲徑的通行，非常容易誤入迷陣、走火入魔。因此，民間流傳著一般人對氣功的感覺，乃是很想親近又怕受到傷害，所以了解氣功功理、正確功法，是教、學氣功的絕對首要。

接下來，我們再繼續談論氣功的功理與正確功法。

## 動磁場感應

靜磁場感應做久了，累了，或做了一陣子，就可以做動磁場感應。了解氣功原理之後，動磁場感應的功法事實上也一樣簡易，就是在靜磁場感應的基礎上，兩隻手相對地開合。

自然輕搓雙手，然後兩手掌心相對距離約 10 到 20 分、放在胸頸前不動。做一段時間的靜磁場感應，當感覺到有氣、有宇宙能量、有生物能這種奇妙的感覺時，兩隻手開始輕輕地、緩緩地開合，此時可以感覺到拉伸時的相斥、相吸的力量。指尖，甚至於全手掌都可以感受到各種麻、酥、斥、吸、微風吹拂等氣感，這就是個人的磁場開始活化，末梢的氣血開始活絡通暢了。

做動磁場感應時，有酥麻感覺的部位有時會因人、因時、因地、因環境而異。很多人會有疑問：為什麼我是這隻手指，他是那隻手指；有的時候，我今天是這隻手指，明天是那隻手指，或是在手掌的某一個部位（如掌根部位），或者是小指頭的位置。會有這樣的問題，都

是因為不了解人體經脈循行和臟器位置的關係，以及全息反射所致。舉幾個例子來說明，在我國傳統醫學的經脈學說裡，手的大拇指是肺經循行的部位，手的食指是大腸經循行的部位，手的中指是心包經循行的部位，所以當大拇指在進行動磁場感應有感覺，產生磁場氣感的時候，便是在活絡肺經的氣脈；如果食指有感應，便是在活絡大腸經脈的通暢，平常若是大腸功能不好，有便秘、腹瀉等症狀，或是大腸裡面有瘜肉、憩室等類似情況，食指自然而然會有氣感、甚至會抖動。一般人搞不清楚，再經錯誤引導，誤以為是神魔附體、大師發功，因而受騙，實在遺憾。

再者，在氣功的習練過程中，手指頭會有這種酥麻、甚至抖動的情形，是平常繃緊的身體一旦放鬆以後，自律神經、內氣的一種自然調理運轉，它是幫你活絡臟器，貫通經脈、氣血。手掌部位除了有經脈的循行，還與人體相對應及全息反射的手足反射區有關，例如內虎口的胃、十二指腸的功能反射區，這個部位如果感覺脹觸麻痛，表示相對應的腸胃功能可能出了狀況。若在小指頭、無名指之間的指縫與感情線交點會痛，多半是心臟有了問題，因為這在手足推拿按摩恰是心臟的反射區，也是心經通過的地方，叫少府穴。有著這些經脈、反射區的相關對應，在習練氣功的過程中，我們對身體功能的相對反應就有了更多的參考、了解。

了解經脈循行和臟腑位置的關係之後就會明白，在做動磁場感應時，某些部位的特殊感覺事實上是在告訴我們，身體的某部分臟器已經出現問題，內部氣血阻滯不通。此時，練了正確的氣功，就是在自然地貫穿，我們若能持續這樣做，當然疏通經脈、調病祛病的功效也就與日俱增。這個「動磁場感應」，在少林氣功內勁一指禪氣功功法裡也叫作「拉氣法」。

慢慢地，隨著你的磁場感應、氣感越拉越長，磁場越拉越大，就可感覺到內氣不斷地活絡五臟六腑，強化它們的功能。此外，兩隻手

的開合動作還有擴胸運動的功效，更加強化心肺功能、增加肺活量。所以如果了解其原理，長期做單一的氣功姿勢，其實對身體健康也有很大的幫助。

這就是我們教學氣功、剖析功理的主要目的。如果不了解功理、功法，只是跟著老師、氣功師做同樣的動作，就會成了我們前面所說的「國民健康操」。

## 怪力亂神的功法容易走火入魔，養生卻害生

要活就要動，這是健康運動的目的，有運動的人，身體的功能、體力，自然比不做運動的人要強。基本上若沒有神怪的灌輸，練功就不容易走火入魔，因此不難發現，目前民間流傳的大眾功法中，太極拳是最安全、幾乎從無問題發生的氣功功法，這主要是因為它沒有神怪的傳說，沒有任何「大師」敢說太極拳是「不世機緣，從懸崖掉落，被小龍女接住秘傳的神功」。唯一的瑕疵就是很多練功的人搞不懂原理，只是每天跟著老師「畫一個西瓜，切兩半，一半給你，一半給他」，但也僅僅因為如此這般地「依樣畫西瓜」，每天跟著老師慢慢比劃，也就達到活絡筋骨、暢通氣血、保健袪病的功效。

但如果不幸，遇到的大師、功法盡是強調一些怪力亂神、神魔附體、大師發功，或是「因為地球浩劫將要毀滅，所以大師來教功是為了拯救人類」等等荒誕謬論，練功的人就容易受到誤導而走火入魔，不能不慎。

至於「長命拍打功」，每一招、每一式都有經脈、穴位、生理解剖、中西醫學、氣功、易學上的依據，完全去除「知其然，不知其所以然」的疑慮。讓每個人都了解這麼簡單的氣功理論，知道正確的習練方法，依著自己的體能循序漸進、持之以恆地操練，因此自然能「得道」，而不會「走火入魔」。

# 正確手法

## 掌拍法，又稱鬆掌拍打法

　　掌拍法是氣功動功中最初級、最安全的手法，就是五指自然伸直，手掌自然放鬆，輕輕拍擊我們身體的各個部位。此法絕對不會受傷，對於身體虛弱、重病和年紀很大的長者、年幼的嬰兒等，在開始的時候一定要用掌拍法，輕輕地拍，然後循序漸進慢慢的增加力道。（圖1~2）

　　如果剛開始拍打就有點氣悶現象產生的練功者，可把掌力再放輕一點，不論已經輕到什麼程度，還是必須要更輕，讓人感覺舒服。大約三、五天之後，感覺氣血比較通暢了，就可以慢慢將拍擊的力量稍微加大一些，如此才不會覺得氣悶，而且氣血會越來越通暢，吸收的氧氣、排除的二氧化碳相對地越來越多。這就叫「循序漸進」，慢慢地加大掌拍的力量，同時可將時間慢慢拉長。

　　正確的掌拍法（鬆掌拍打法）在全身每一部位都可以做。

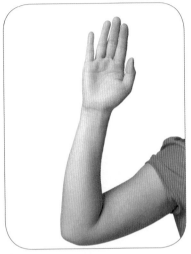

1. 五指自然伸直，手掌放鬆。

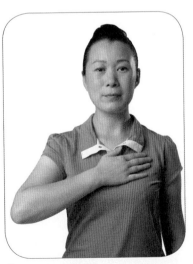

2. 以掌輕輕拍擊身體各部位。

### 空拳捶擊法，又稱氣功拳

　　氣血活絡、體力較佳之後，或在適當的部位，我們可以進一步做「空拳捶擊法」。

　　先把大拇指彎曲，然後彎曲剩下的四根指頭把大拇指輕輕包在掌心，掌心形成空腔，這就叫「空拳」、「虛拳」或「氣功拳」。因為有這樣一個空腔，在拍擊時會產生氣場共震，效用更大，而且不會造成（過度用力的）傷害。（圖 3~6）

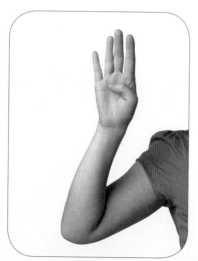 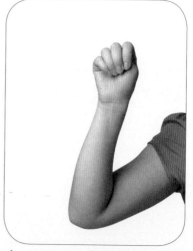

3. 先將大拇指彎曲。

4. 再彎曲剩下的四根指頭把大拇指包住。

　　這個空拳民間戲稱為花拳，多為男女朋友嬉戲時，女生輕捶男生的握拳型態。以空拳輕輕敲擊，比掌拍法有力。當空拳捶擊法使用一段時間後，如果身體能承受，且感覺很舒服，可以視需要再向前進，否則，如果只是要養生保健，空拳法就可一直普遍地使用。

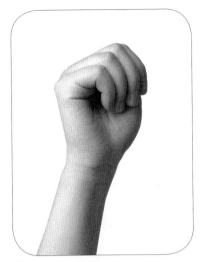

5. 掌心形成空腔。

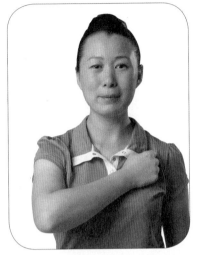

6. 以空拳輕輕敲擊身體各部位。

## 實拳捶擊法，拳不握緊稱為鬆拳

如果想繼續加強拍打的力道，就可使用「實拳捶擊法」。大拇指之外的其餘四指先彎曲輕握，再彎曲大拇指包在外側，拳心裡面沒有空腔，握緊拳頭捶擊拍打時有力道堅實。如果一開始就以實拳敲擊，要特別注意握拳鬆緊、力道大小，循序漸進，否則很容易受傷。總之，要先輕輕地敲，力道慢慢加重，時間也是慢慢加長，但一定要注意掌握，力量不要用得很扎實。（圖7~9）

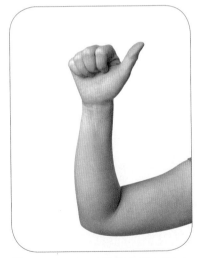

7. 大拇指之外的其餘四指先彎曲輕握。

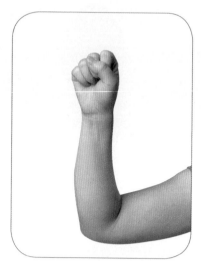

8. 彎曲大拇指包在四指外側。

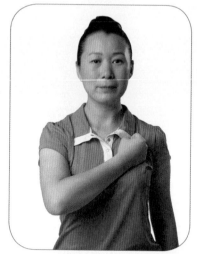

9. 以實拳敲擊要特別注意拿捏
力道。

## 內勁捶擊法

接下來還有更為厲害的「內勁捶擊法」，這種捶擊法必須配合從丹田發氣，輔以「鷹爪拳」，一般是學習武術氣功者使用的拳法。因為這個手法使用不慎會得內傷，會傷到內臟，所以在此我們不把它寫出來，等到學習者將長命拍打功都學會，掌握了氣功的基本功理，我將在後續的《長命開穴功》中再完整敘述，指導練功者。

## 拳背捶擊法

除了以上談到的幾種掌拳拍、打、捶擊法，另外還有一種用拳背捶擊的拍打法。例如遇到要敲擊後腰部命門穴、腎俞穴的情況時，用拳心或拳眼敲都不是很方便，這時就可以運用「拳背捶擊（拍打）法」——手握空拳或實拳都可以，不要握太緊，然後用拳背輕輕捶擊（拍打）該部位，同樣有推拿、按摩，活絡氣血、筋骨的功效。（圖10）

## 掌根震擊法

　　「掌根震擊法」相較於上述的各種拍打法（內勁捶擊法除外），是一種較為強烈的手法——五個手指放鬆，大拇指除外的其餘四指之第二指節稍微自然彎曲，然後以掌根或大魚際（近掌根中線大拇指直下肌肉豐厚如魚肚處）、小魚際（近掌根中線小拇指直下肌肉豐厚凸起處）來捶擊相應部位。（圖11~12）

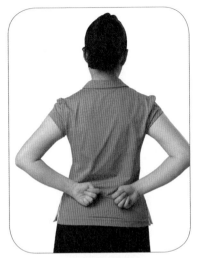

**10.** 以拳背敲擊後腰部。

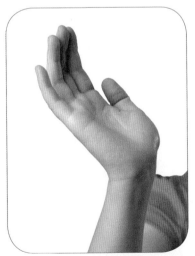

**11.** 五指放鬆，大拇指外其餘四指稍微彎曲。

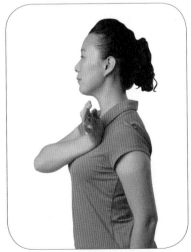

**12.** 使用掌根震擊法時，要注意力道拿捏。

此種手法力道頗為強烈，所以剛開始練功、身體又不是很好的人，尤其身體虛弱、胸腔煩悶或心臟功能不好的人，一開始盡量不要使用掌根震擊法，因為它是直接以內勁往體內捶擊臟腑器官，造成震動引起氣血活絡的一種力道強勁的手法。

掌根震擊所造成的振動屬按摩、推拿的一種高級手法，可使體內臟腑的細胞分子產生共振，活絡氣血、暢通經脈、袪除疾病，以發揮人體細胞的最高能量。

**注意：**此手法力道可輕可重，初習功者一開始練功不可大力捶擊，由輕而重，稍試數次，即可掌握。

以上都屬於基礎手法，習功者應盡量將每一種功能與注意事項了解清楚。基本手法練得扎實穩妥，不但不用擔心「走火入魔」等運動傷害，同時袪病健身的效果會更好、更明顯。

# 重要穴位簡介

以下將習練「長命拍打功」會接觸到的重要穴位做一簡介。

## 百會穴

穴位在頭頂正中心，兩耳尖端連線之中點，屬督脈的穴道。

## 雲門穴

胸前最上一條橫骨為鎖骨，鎖骨尾端與肩峰端（肩膀）交會處的凹窩為雲門穴，屬手肺經經脈的穴道，左右各一。

## 中府穴

中府為中氣聚集之處，在胸前最上橫（鎖）骨的外端與肩膀交會處下約一個大拇指指節寬度處，屬手肺經經脈的穴道，左右各一。

## 大陵穴

在掌內腕橫紋（掌根下手腕有一橫紋）中心處，兩條筋間凹陷的地方，因其隆伏較大，形猶如大陵，故名大陵穴，屬手心包經經脈的穴道，左右各一。

## 魚際穴

大拇指直下掌面外側，有形如魚肚、雞腿的肥肉（稱為魚際）邊緣，第一掌骨正中凹陷處，屬手肺經經脈的穴道道，左右各一。

## 神闕穴

神指生命力，闕是君主居城之門，此為生命力居住的地方，故名神闕穴，該穴位於肚臍正中，氣功也稱為丹田，屬任脈的穴道。

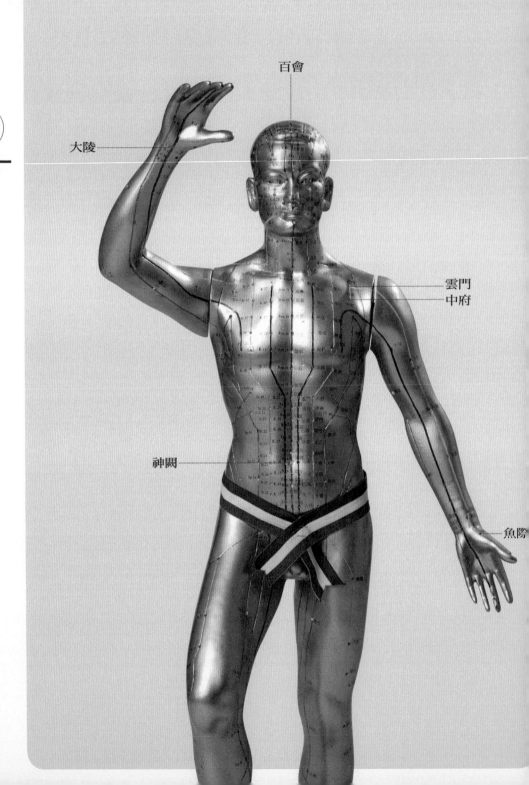

百會

大陵

雲門
中府

神闕

魚際

## 陽池穴

本穴位在手背上腕橫紋（帶手錶處）中點凹陷處，屬手三焦經經脈的穴道道，左右各一。

## 大椎穴

頸項後約平肩的一個最大、最突脊椎骨，故名大椎穴，屬督脈的穴道。

## 肩井穴

井，深也，此穴位於肩上凹陷之處，肩部深入的地方，故名肩井，以手食中無名三指靠著頸肩交會處輕輕按住，中指按下的地方即是，屬足膽經經脈的穴道道，左右各一。

## 風門穴

是風邪入侵體內之門戶，又主因風而致的各種疾病，故名風門，在第二胸椎（約平肩胛骨上端），旁開一·五寸（相當於脊椎與肩胛骨內緣連線的中點），屬足膀胱經經脈的穴道，左右各一。

## 肺俞穴

背部第三胸椎旁開一·五寸（相當於脊椎與肩胛骨連線的中點），屬足膀胱經經脈的穴道，左右各一。

## 命門穴

位在第二腰椎處，兩腎的中間，即肚臍正後方處，屬督脈的穴道。

## 上髎穴

第十八椎（第一薦椎）小腸俞旁的神經棘孔，左右各一。

## 次髎穴

第十九椎（第二薦椎）膀胱俞旁的神經棘孔，左右各一。

## 中髎穴

第二十椎（第三薦椎）中膂俞旁的神經棘孔，左右各一。

## 下髎穴

第二十一椎（第四薦椎）白環俞旁的神經棘孔，左右各一。

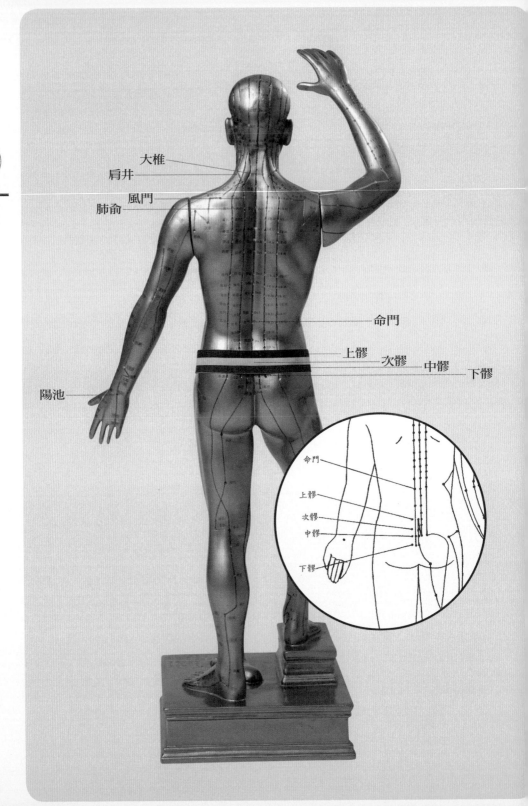

大椎

肩井

風門

肺俞

命門

上髎

次髎　中髎　下髎

陽池

命門

上髎

次髎

中髎

下髎

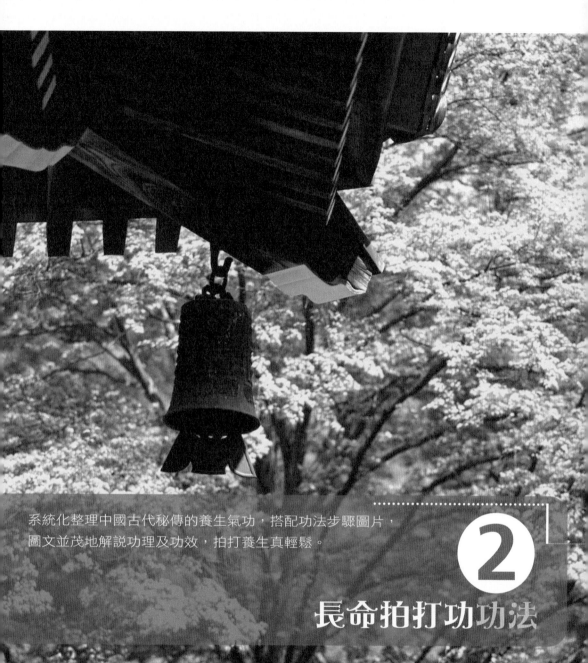

系統化整理中國古代秘傳的養生氣功，搭配功法步驟圖片，
圖文並茂地解說功理及功效，拍打養生真輕鬆。

2

長命拍打功功法

# 2 預備式

每套氣功功法在修練之前都要有預備式，就像是一般運動前的暖身運動，有著預備練功，放鬆身心、肌肉、筋骨，活絡氣血等功效。

長命拍打功的預備式看似簡單，卻包含了氣功的精要，調身、調心、調息，以及鬆靜自然的訣竅。如果把它當基礎，它就是預備式，但事實上，它又是一套非常優良而且神奇的氣功功法，也可以單獨修練。以下介紹預備式的各招式：

## 自然站立，雙腳平行分開，大約與內肩同寬

如何讓雙腳平行分開？腳趾與腳趾、腳跟與腳跟的距離大約相等，這就叫作「平行分開」。（圖1）

平常一般人站立的時候，多多少少會有一些內八字或外八字，此時小腿的內側或外側，某個部位就

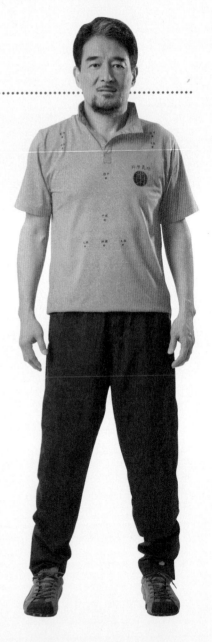

1. 自然站立，雙腳平行分開，大約與內肩同寬，雙手自然垂放身體兩側。

會因扭曲而繃緊。

　　試想一下，如果有五條繩子從大腿分別往五個腳趾頭的方向直線拉下來，若腳掌擺置的方向有所移動，繩子就會跟著扭轉繃緊。現在我們再把繩子想像成血管、神經，也就是我國傳統醫學所說的經絡，當它們扭轉繃緊的時候，必然影響氣血的流通。所以長期姿勢不正確、氣血不通暢，就會在某個部位造成阻塞，形成病灶。

　　依據傳統醫學的經絡學說，我們每個人腳上都有六條經脈，當自己的腳上有哪一點會痛，哪個部位出現痠、脹、麻等不舒適感時，就代表個體的某個臟腑氣血有所阻塞。這些經脈（水溝）所受到的壓迫，長期下來會造成阻塞，引起痛、痠、脹、麻等不適狀態，這也是我國傳統醫學依據經脈學說診斷和治療疾病的根據。

　　所以，練功時特別要求兩腳自然平行分開，基本功理是讓雙腳的內側、外側、前側、後側的經脈都盡量保持放鬆狀態，不會因扭曲而受到壓迫，經脈、血管等就會暢通，不易瘀積。雖然只有短短幾個字——雙腳平行分開，卻是個對練功者的健康大有助益的姿勢要求。（圖2）

　　接著研究雙腳的寬度究竟怎樣站才合適呢？什麼叫作「與內肩同寬」？內肩就是自己的兩個腋窩。當雙腳打開時，小趾頭的外側大約與練功者自己的腋窩同寬，這就是每個練功人個體最適合的寬度。你不妨試試看，站起來、兩腳平行分開，大約與自己的腋窩、內肩同寬，這時你會發現自己處於一個非常穩定、重心非常平均，全身最沒有壓力，別人最不易把你推倒的特別平衡的狀態。

　　然後，你再試試把雙腳往內收，讓寬度小於內肩。這時你會發覺小腿相對應的部位有緊繃的感覺，站久了，雙腳容易感到痠麻脹痛，

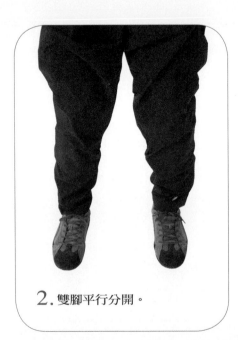

2.雙腳平行分開。

甚至抽筋,而且因為重心不穩,別人經過不慎碰觸,或是輕輕一推就容易摔倒。

接著,再試試把兩腳張開,超過腋窩寬度。這時你會發覺整個人的姿勢太死板了,無法靈活運動,而且因為重心太低,落在整個大腿、小腿、膝蓋上,整隻腳腿膝蓋都會感覺僵硬,站久了,容易造成膝蓋、膝關節的受傷與功能退化。

雖然只是非常簡單的兩句話,如果不去做,就無法真正體會。但只要試過比較以上所說的正確與不正確的姿勢後,就可了解「雙腳平行分開,約與內肩同寬」時,整個身體的四肢百脈、五臟六腑乃至兩隻腳內、外、前、後側的所有經脈、神經、血管等,都是處在最好的放鬆平衡狀態。

這時候你就可以體會到,真正了解氣功原理與「知其然,不知其所以然」忽略這小地方的氣功修練,在功效上會產生很大的差別。

## 雙手自然垂放身體兩側

很多練功者都容易犯一個同樣的毛病,就是不知道自己是不是真正「放鬆」,尤其是男生在當兵時,被要求坐、站都要挺胸,兩個肩

胛骨夾緊脊椎，但其實這是錯誤的、不健康的姿勢。在軍隊裡操練，為了表現「雄壯威武」，這樣的要求無可厚非，也屬不得已。不過這樣長期繃緊的姿勢，容易造成氣血的阻塞，導致肩膀僵硬、膏肓（位於肩背部的穴道，約在背部第四胸椎棘突下方向外側三寸處，恰在肩胛骨內緣約中點處）疼痛，甚至引起心、肺等臟腑疾病。

我們翻看古籍中各種氣功功法的修練，胸背的正確姿勢都是寫著「含胸拔背」，這是指自然直立，不要繃緊，放鬆肩背、胸部，同時勿聳肩，聳肩易得五十肩。讓肩膀自然下垂，完完全全放鬆，只要身體一動，雙手就能如七爺、八爺般自然擺動，這就叫作「雙手自然垂放身體兩側」。

依據我國傳統醫學的經脈學說，每個人的手上也有六條經脈——手三陰和手三陽經，同樣有六條像繩子或水管的血管、神經，由胸、肩拉伸到每根手指頭。保持自然放鬆，不讓這些經脈有任何不當的扭曲，如此，手腳陰陽、五臟六腑的經脈才能完全貫通。

## 舌尖輕舐（抵）上顎，唇齒輕閉

在〈概述〉的部分我們提到，人出生時，嘴巴「哇」的一聲張開，任、督脈就斷了。先前也詳述了任、督的循行與功能，而經常講話，或嘴巴經常不自主張開的人，容易耗氣，所以最好養成嘴巴隨時輕閉的習慣。在我國氣功的習練中，都要求嘴巴輕閉，舌舐上顎，這就是「通任督，搭天橋」。

唇齒輕閉，不要用力咬合。因為嘴巴張開，氣會流失；嘴巴緊閉，嘴唇周邊血管神經又不易暢通，所以要唇齒輕閉。

## 2

### 眼睛輕閉，面帶微笑

　　練功時，可以張開眼睛，也可閉上眼睛。

　　剛開始學功的時候，要張眼看著老師的示範動作。當功法熟悉之後，則閉眼練功比較不易受外在環境影響而分心。我國氣功有句話：「目張神失，目閉神暗」，意思是說，眼睛張開，心神易為外物所吸引而不易專心；但若緊閉雙眼，則一片烏黑，心裡會虛、會怕、會產生惶恐。最正確的方法是能「雙目垂簾」——眼睛似閉非閉、似張非張，如此眼睛看不到外面景物，但又有白光透入。（圖3）

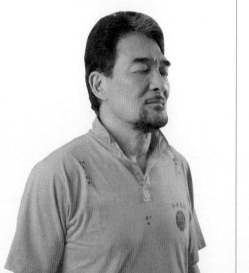

3.眼睛輕閉，面帶微笑。

　　具體地說，眼睛不緊閉，眼睛四周的神經、血管就不會繃緊，因而形成五官整體非常放鬆的狀態。同時，心裡觀想著喜樂，面帶微微笑意，臉部的肌肉、神經、血管、紋路就能達到完全放鬆的狀態。

## 全身放鬆，鬆、靜、自然

經過上述幾個步驟的分部調整，然後稍用意念整體協調，讓全身放鬆。這時整個身心就很容易進入氣功狀態，就是古籍記載的「恍兮惚兮，惚兮恍兮」，恍恍惚惚的，全身放鬆，感覺是無比地輕鬆，安靜、寧靜、自然、舒暢的氣感充盈全身。更有氣旺者，會感覺到氣在全身流竄，不知不覺地自然帶動整個身體而出現晃、抖、搖、動等現象。有上述現象時，不須驚慌，因為這是內氣的自然運轉，絕不要被「神魔附體」或「大師發功」之說所欺騙或迷惑，你只要「意念」想著不動就會停下來了。初階段我們只做到身體的輕微晃動即可，熟練了之後，將來再教導各位「神妙靈療」的機制、訣竅與功能。

這樣一個功法，就可作為練功前最好的準備式。好好地做，做得正確了，以後就能向上發展、研習更深入的氣功。

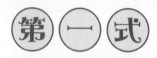

# 第一式

## 九指神功開井穴

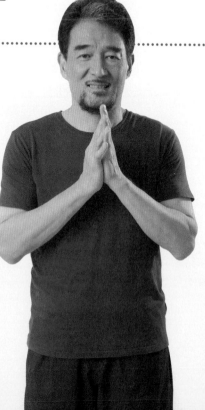

### 口訣

1. 搓手引氣上指尖，末梢氣血達心胸。
2. 掌指互拍趾扣地，手足末稍井穴開。
3. 指尖掌根相叩擊，針刺瘀去手腦通。
4. 掌指蓮花接天氣，腕內大陵絡心包。
5. 虎口互咬齒面通，牙健美白臉亮麗。
6. 四間交錯本節鬆，八邪激盪痛風去。
7. 腕背陽池內分泌，腱鞘囊腫此為功。
8. 手刀互砍人神定，心肝小腸都受益。
9. 合谷雙拍鴨嘴功，肺與大腸均暢通。

### 功法

1. 雙手互搓，雙手感覺發熱。

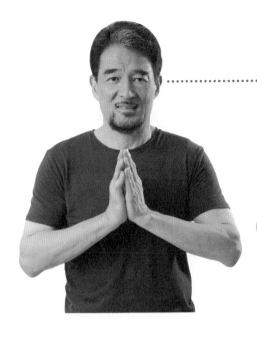

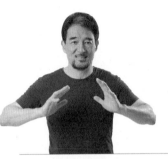

2. 雙手輕拍掌，腳趾出力抓地。

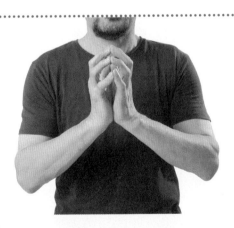

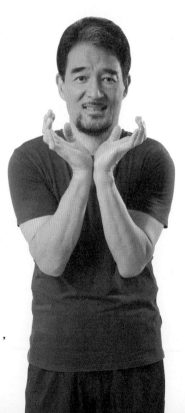

3. 雙手指頭彎曲，以指尖、掌根互相叩擊。

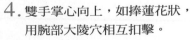

4. 雙手掌心向上，如捧蓮花狀，
用腕部大陵穴相互扣擊。

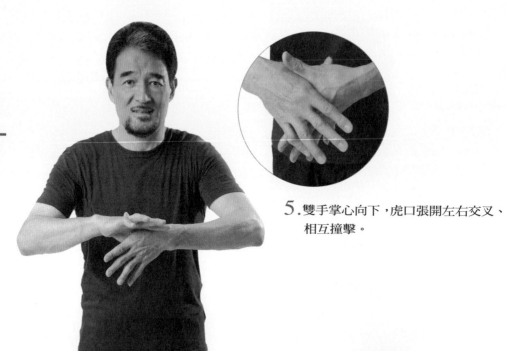

5.雙手掌心向下,虎口張開左右交叉、
　相互撞擊。

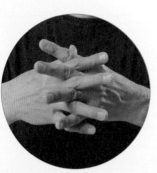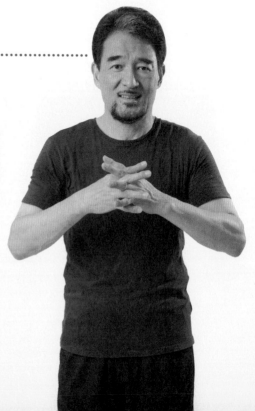

6.左右手後四指張開,交叉互相撞擊。

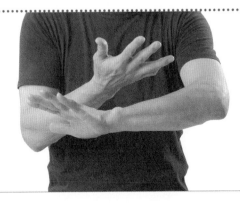

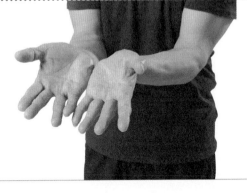

7. 翻掌以雙手腕背戴手錶處上下叩擊。

8. 雙手掌心向上，以小指側手刀互擊。

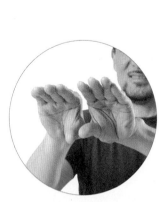

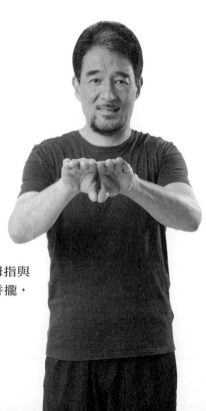

9. 雙手翻過來，讓掌心向下，大拇指與
   食指成鴨嘴狀，其餘四指自然併攏，
   雙手合谷互相叩擊。

## 功理

1. 搓手引氣上指尖：讓手指末梢一開始就氣血通暢、感到溫暖。
2. 掌指互拍趾扣地：能使身體腳趾末梢神經產生運動，活絡氣血。
3. 指尖掌根相叩擊：同樣在活化末梢氣血的運行。
4. 掌指蓮花接天氣，腕內大陵絡心包：拍打在心包經絡大陵穴，可強化心臟功能，活絡氣血。
5. 虎口互咬齒面通：拍打到肺、胃、腸、面部、口部等有關經脈與生理反射區。
6. 四間交錯本節鬆，八邪激盪痛風去：八邪穴主痛風，亦可預防類風濕關節炎。
7. 腕背陽池內分泌，腱鞘囊腫此為功：拍打三焦經陽池穴可調節內分泌功能，活絡腱鞘囊腫局部氣血循環。
8. 手刀互砍人神定，心肝小腸都受益：小指為心經、小腸經循行部位，手刀為肝臟反射區。
9. 合谷雙拍鴨嘴功：拍打到肺經、大腸經，能強化呼吸器官及促進大腸蠕動，同時又能促進末梢神經血液循環。

## 功效

1. 增強末梢氣血循環，改善手麻、手腳冰冷的症狀。
2. 預防感冒、中風、老人癡呆。
3. 預防衰老，促進內分泌調節。
4. 預防胸部悶、心痛、心悸。
5. 預防痛風及手部類風濕關節炎。
6. 改善更年期婦女頭暈、耳鳴、臉潮紅、失眠、焦慮等症候群。
7. 孕婦害喜的緩解。
8. 促進消化、吸收與排泄的功能正常。

## 詳細說明

　　依據我國「經穴學說」的理論，「井穴」是「五臟六腑」每一條「臟腑經脈」的起點，有如井水的源頭，分布在手指、腳趾頭的頂端，人體的末梢。一開始就拍打此處，有活化人體「末梢氣血」、促進全身氣血循環、祛除「手腳冰冷」的功效。各穴位的詳細功能可參考《認識穴位》。

## 搓手引氣上指尖，末梢氣血達心胸

　　兩隻手在搓的時候，最主要的是不要用力，太用力會產生磁場的焦化；但也不要太小力，要很自然、很順暢地搓，而且注意讓雙手放鬆、十指密合。

　　「放鬆密合」特別重要，在傳統醫學中，雙手各主陰陽，這個搓手動作，就我國醫學基礎理論來說，就是陰陽的平衡，左右磁場的暢通。因此，在搓手以後，發現雙手皮膚的質感慢慢變得溫暖、滑膩，不乾燥，這就表示你搓手引氣做得正確。

　　我們知道，手指尖是人體的末梢，雙手溫暖就代表個人的末梢氣血通暢。依據生理解剖，手指頭、腳趾尖因為距離心臟最遠，都是人體的末梢氣血。當人年紀慢慢大了，手腳就容易冰冷，而手腳冰冷就是末梢氣血不通暢的具體表現。所以，如果我們天天搓手引氣上到指尖，在一緊一鬆之間造成了推拿按摩和氣功的功效，手就會慢慢地溫熱。手慢慢溫熱，氣血就容易順暢到指尖，也會減低心臟的壓力，心臟的力量一強化，末梢與心胸的氣血都容易通暢，也就不容易發生心臟疾病。

## 掌指互拍趾扣地，手足末稍井穴開

　　掌指互拍是加強前面的搓手，讓氣血通暢，所以兩個手掌要自然

2

放鬆，不要出力。然後輕鬆自然地交互拍擊，帶一點甩的動作，很舒暢、很清爽，以收氣血活絡達末梢的功效。

在掌指互拍的同時，五個腳趾下壓緊緊抓地。因為腳趾也是人體末梢，而我們常常沒有運動到這個局部，所以我們要稍稍用力，讓雙腳五個趾頭抓著地，以便加強腳趾末梢的氣血循環。如此一來，手腳末梢氣血相互貫穿，除了可以活絡全身氣血，同時還達到自我開穴的功效。氣功大都有五趾抓地的基本練功型態，只是一般人大多疏忽了這個重點。

手指頭及腳趾頭的尖部、指甲的兩側，依據我國傳統醫學針灸經絡學說，屬於井穴。井穴就是脈氣之所發，也就是這一經脈的脈氣，是從井穴發展出來的。因此了解氣功原理正確習練這個功法，同時就兼具自我開穴的基礎功能。

## 指尖掌根相叩擊，針刺瘀去手腦通

雙手手指彎曲，讓指尖自然相對，掌根也輕輕碰觸。這時候，兩個手掌形成一個中空的狀態，然後讓指頭和掌根交互叩擊：指尖叩指尖，掌根叩掌根，這樣的動作並不會發出很大的「啪啪」聲音。

當指尖和指尖相互叩擊時，若有如針刺般疼痛的感覺，依據傳統醫學的理論，就是一種徵兆，一種腦部神經、腦部血管要出問題的預兆。為什麼呢？因為，第一，手指頭屬末梢神經，末梢氣血不通暢，乃是中風的預兆。第二，在手足推拿學理上，指頭就是頭部的反射區，末梢氣血瘀塞，相對應著頭部氣血的不順暢。第三，民間有腦中風放血救命的急救療法，就是當某個人不幸發生腦中風時，為爭取時效，可即刻在指尖放血，末稍部位的去瘀，當即可以得到「漏氣」、減輕腦內血行壓力的功效。請注意，絕不可任意為他人放血；但學習到正確的醫理與方法後可自行嘗試，會有意外驚喜。

常言道：「痛則不通，不通則痛」，指尖輕輕地相互叩擊，若有

針刺般疼痛的感覺，就是這根指頭的氣血不通暢了。你不妨試試看，輕輕叩擊，如果指尖會痛，天天做、持續一個禮拜之後，就漸漸不會痛，或者痛的程度會相對地慢慢減輕，而你也因為具體操作，可以深刻了解這個簡易功法的神奇效果。

依據我國傳統醫學的經絡學說，手的大拇指屬肺經，食指屬大腸經，中指屬心包經，無名指屬三焦經，小指屬心經與小腸經的經脈循行。若是以同樣的力道、次數，而有某個指尖特別疼痛，依據此理，便是相對的某個臟腑經絡有所障礙或不通。

口訣中的「針刺瘀去」，是指雙手指尖相互叩擊時，若有針刺一般的疼痛感覺，就代表相應部位、臟腑、經脈末梢氣血嚴重地不通暢，如果每天做這個指尖、掌根同時互相叩擊的氣功動作，不通的瘀血就可以自然地活化去除，當然有預防保健的功用。

「手腦並用」手與腦的神經是相通的，依據西醫生理解剖，手上有一百五十萬條以上的末梢神經與腦神經相連貫，正確拍打，自然能強化腦部功能，預防中風及老年癡呆。

## 掌指蓮花接天氣，腕內大陵絡心包

雙手手掌向上，五指自然彎曲，以腕部相接，如捧蓮花狀。習練時要特別注意，不是用掌根，而是用腕部橫紋的地方相互叩擊，這才是心包經的大陵穴，除了強化心臟功能，還可以調理內分泌。

經常手腳冰冷，或是常常覺得胸部煩悶人，持之以恆地習練此功式，會有很好的調理功效。

此外，大陵穴在經絡學說裡，還有調理口臭、預防腳跟疼痛的功效。

## 虎口互咬齒面通，牙健美白臉亮麗

虎口互咬，具體操作乃是雙手合谷交叉互擊。

虎口就是大拇指與食指交會的歧骨間，也是經脈穴道的「合谷穴」。合谷穴屬五星級的大穴道，是針灸經絡的四總穴之一。在古醫書《針灸大成》裡特別註明：「面口合谷收」，就是說凡是面部、口部的毛病，針對合谷穴去調理都有很好的功效。因此在傳統醫學經絡學說的醫理上，它可以保健牙齒、預防牙齒疼痛，對於臉部的美白以及預防皺紋產生，也有很好的功效。

此外，肺與大腸互為表裡，主皮毛。在我國醫學的理論上，肺與大腸的功能是相輔相成的，而肺主皮毛，在幾千年前，我國醫學就已研究得知皮膚也屬於呼吸器官，因此肺臟功能好、大腸排泄順暢，較不易長青春痘，皮膚也較細緻。所以，雙手合谷互拍，不僅有強化面口的功能，亦可收美白皮膚的功效。

肺又主氣，人體的肺臟功能越強旺，人的氣也會越來越旺盛。

## 四間交錯本節鬆，八邪激盪痛風去

「四間」就是五根手指頭之間的四個間隔，依我國傳統醫學經絡學說，兩隻手的四間共稱為「八邪穴」。八邪主治痛風病症，尤其對手部的類風溼關節炎和痛風有很好的預防保健功效。

我們用手指四間交叉撞擊的時候，除了活化八邪穴，還能刺激掌指關節的經脈通暢。疏通掌指關節的瘀塞，就可活絡末梢指節等處的氣血通暢。

## 腕背陽池內分泌，腱鞘囊腫此為功

手腕背部戴錶的地方，經絡學說屬三焦經的「陽池穴」，主導著機體內分泌的功能。婦女妊娠嘔吐，或出現更年期症候群，試過許多方法都治不好時，敲擊這個地方會有很好的保健、調理功效。

此外，很多婦女會在這裡長出一個硬塊，它不是骨頭，而是「腱鞘囊腫」的症狀，用正確的刮痧拔罐方法可以很快就清除掉，平時的

氣功保健則有很好的預防再生功能。

　　因此，敲擊陽池穴，可以活化三焦經脈氣血的暢通，對於婦女更年期症候群等症狀的去除與預防，有很大的幫助。

## 手刀互砍人神定，心肝小腸都受益

　　手刀就是雙手掌的小指頭側邊，手掌面與手背面交會的地方。如果以雙手手刀輕輕互砍就會覺得疼痛，表示這裡的氣血不通。

　　手刀依針灸經絡學說，屬於心經和小腸經的循行部位；在手足推拿按摩，則是肝膽的反射區。如果裡面有硬塊，敲擊會痛，表示心、肝、小腸可能有了問題。

　　常發脾氣的人，敲手刀部位會痛，因為肝主怒氣，怒氣傷肝，持之以恆多做這個正確拍打氣功，有加強保健調理的功效。

## 合谷雙拍鴨嘴功，肺與大腸均暢通

　　雙手掌心向下，大拇指與食指成鴨嘴狀，其餘指頭自然併攏，以雙手合谷（虎口）處互相撞擊，這時敲打到的是大拇指、食指的側邊與合谷穴。肺與大腸互為表裡，再加強合谷的穴位，能使整個肺經與大腸經絡的氣脈通暢。輕輕敲擊，除了會讓皮膚變得白而亮麗，對便秘的人來說，亦可促進大腸蠕動，讓大腸的氣血暢通。

　　在敲擊時要特別注意，正確的氣功操練絕對不是死用力，死用力屬過度；也不是完全不用力，而是「用勁、用氣，不用暴力」。真正懂得氣功功理的人，只要持之以恆、用心習練，慢慢地，「勁」就來了，不必太用力，很自然地氣勁就會貫穿全身經脈、活化氣血。

# 第二式

# 抖濁去瘵回春功

**口訣**

抖震五臟六腑經，奇經八脈齊順暢。

活絡氣血病濁去，健康快樂血氣通。

**功法**

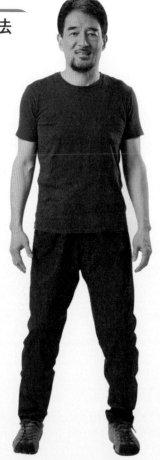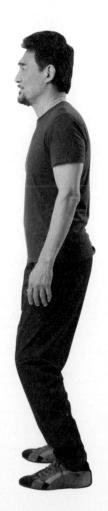

1. 全身放鬆，以腰為重心，身體整體上下抖動。

2. 抖動時注意全身放鬆，以自然節律，由慢而快、由快而慢，如此反覆。

054

2

## 功理

全身抖震，一緊一鬆，所有經絡、臟腑、血管、神經、筋肉等都做了運動。

## 功效

活絡全身氣血，去濁排污，快速消除疲勞、腰痠背痛、無力倦怠。

## 詳細說明

抖震五臟六腑，是要讓全身放鬆，而全身放鬆是我國氣功的最基礎要求。

現代人，思慮繁雜、身體勞累、生活緊張，容易造成血管收縮、經脈不通。久而久之，氣血因習慣性不通暢而流速緩慢，越來越無力，產生瘀塞，瘀者不通，不通則痛，因而產生病變。

要活絡全身臟腑、經脈氣血，最好、最簡單的方法就是讓全身放鬆，並且輕微地抖動、震動，加速細胞分子的活化功能。

回春功的抖濁去瘀乃是所有功法中最簡易、最具成效的氣功功法。以腰（丹田）為全身的中心，身體整個放輕鬆，上下輕微抖動。抖動的程度由小而漸大，然後由大而漸小，如此反覆。

全身上下抖動時，還要用意念帶動五臟六腑、各部器官，讓肌肉、骨骼，以及所有的臟器、經絡都上下抖動，一緊一鬆、一陰一陽，達到整體放鬆的功效。

我們的身體平常很少有機會做這樣的運動，大多是處於緊繃的狀態。因此，抖濁去瘀不僅要讓皮膚經脈肌肉整個上下抖震，而且要讓所有的內臟都放鬆。練功時，要特別注意放鬆內臟，肚子、胃、小腸、大腸、心臟，讓所有的骨骼、肌肉、皮毛、血液、臟腑、經絡，甚至於每個細胞都在運動、都在跳動、都在抖動，進而達到內臟功能回復

彈性、促進腸胃的正常蠕動、加強小腸的營養吸收、增進大腸的自然排便，以及加強心臟正常搏動等功能。整個奇經八脈、五臟六腑的功能全都暢通，達到全身氣血活絡、舒暢無比的健康狀態。

因為全身抖動，在過程中全身包括皮膚都吸取了足夠的氧氣，相對的排除大量濁氣、二氧化碳，連全身的毛細孔都活化了。如此一來，不僅身體變好，皮膚也變得細緻、肌肉恢復彈性，所以又被稱為「回春功」。此外，對於婦女平衡地心引力以及男性功能皆有益處，持之以恆，功效神妙。

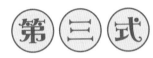

# 扭腰轉臀沖任督

## 口訣

扭腰轉臀雙擺手，前丹後命神氣旺。
接上風門合肺俞，先天精氣後天通。

## 功法

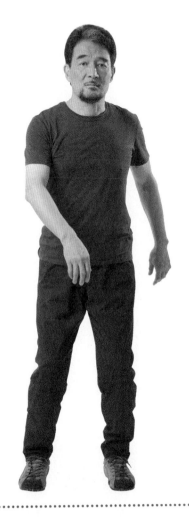

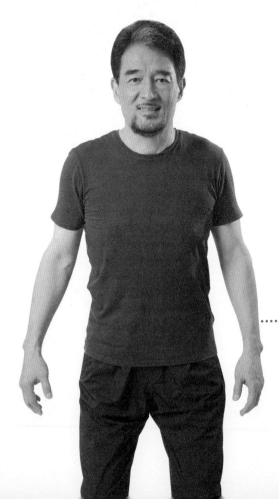

1. 全身放鬆，接著以腰為軸，左右扭轉，
帶動全身肢體，雙手左右擺動。

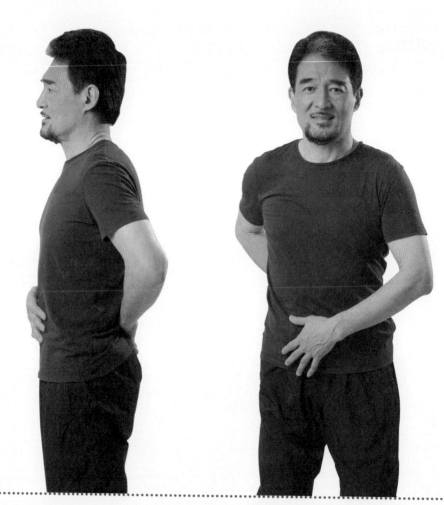

2. 擺動時，交互自然以前手掌拍擊小腹，後手背拍擊命門。

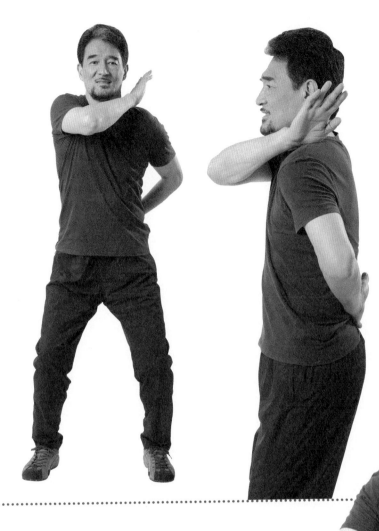

3. 動作由小而漸大，身體順勢下蹲，上身保持正直，
前手大魚際過肩拍擊對側風門、肺俞，後手仍以手
背拍擊命門穴。

## 功理

全身以沖脈、任、督脈為主軸，左右如麻花般扭轉，通暢活化軀體上下經絡的貫穿。

## 功效

上氣（後天肺氣）接下氣（先天腎氣）自然氣定神閒，血脈通暢。

## 詳細說明

本式與前式「抖濁去瘀」均屬回春功的功法，習練功法的基本要求與前式相同，同樣是全身放鬆，讓整個身體感覺不到一絲壓力，氣脈自然通暢。

接著以腰為力點，上半身和下半身分別往不同方向漸漸出力扭動。這個動作，除了能促進腰部氣血活化，由於帶動整個身體左右扭轉，雙手自然擺動，可達到整體經脈、血管、神經的活化。

依據我國傳統醫學經絡學說，每個人身體的正中心有一經脈稱為沖脈，沖脈之前為任脈，沖脈之後為督脈。武俠小說上常有「任督脈打通，功力增加一甲子，練就金剛不壞之身」的說法，這個功法，就是在強化任、沖、督脈的氣血運行。

習練本功法時，特別要加強體會的是：以沖脈為主軸扭轉擺動。這時雙手要完完全全地放鬆，雙手就像小孩子玩的搏浪鼓兩旁綁著豆子的繩子一樣，咚咚地隨著中間那根竹棍子（主軸）——沖脈——的扭轉而左右擺動，一點都不著力，而且千萬不可出力，否則使力的部位就會繃緊。要完全放鬆，只靠腰軀幹部位來轉，帶動雙手往兩邊自然擺動。

動作熟練後，再自然地稍加意念，讓甩到前面的手，用整個手掌輕輕敲擊在小腹（丹田）上，後面的手用手背很自然地敲擊在命門或

其周邊。命門穴為督脈的主要穴位，在肚臍正後方，就在兩腎中間，是生命的門戶，可以強化腎臟功能。腎臟又是生殖、泌尿系統的主管，所以強化命門就是強化腎臟，強化腎臟就是強化生殖與泌尿系統的功能。

　　雙手輕輕敲擊、自然擺動之後，身體益形放鬆，然後自然順勢緩緩屈膝下蹲，但注意要保持上身正直。這個動作可強化膝腿功能，膝腿無力就是老化現象，有人說老人是三隻腳的動物，因為他們必須用拐杖輔助日漸無力的膝腿。下蹲時不要過度勉強，應該依據自己的體能狀況量力而為，千萬要循序漸進，不要勉強，以免造成運動傷害。

　　這樣的下蹲，在氣功裡屬於站樁功法的應用，也叫馬步站樁。緩緩蹲下的同時，雙手擺動的弧度也跟著軀體的轉動慢慢加大，前手向上、自然甩過肩，用大魚際（大拇指下雞腿狀肉）拍擊後頸部，這個部位在我國醫學上屬風門、肺俞穴道，風門、肺俞可強化肺氣，預防感冒，不易有呼吸器官的毛病。後面的手仍然拍擊命門穴，左右手交互拍打。

　　敲打肩膀後的風門、肺俞時要自然，不要過度用力，尤其是孕婦。很自然地將手甩上來碰擊到風門、肺俞即可，做完以後回復原來的姿勢。

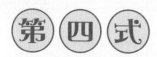

# 叩頭醒腦萬事通

## 口訣

曲指捧氣清神明，提神醒腦百會通。

## 功法

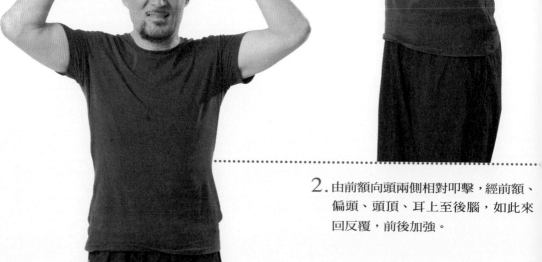

2. 由前額向頭兩側相對叩擊，經前額、
   偏頭、頭頂、耳上至後腦，如此來
   回反覆，前後加強。

1. 全身放鬆，雙手掌心相對，
   五指彎曲，如捧球狀。

## 功理

　　人體腦細胞血管細小，容易產生阻塞，就像水管、河川、抽油煙機、水溝中的阻塞一般，均屬於衰老現象。

　　平日利用按摩功能，輕敲頭部使血管一緊一鬆，能讓細微血管疏通。這招式可活化腦部氣血，增加腦部氧氣，能讓腦部清醒，更能讓營養不夠而枯萎的頭髮、白髮經過按摩、拍打，產生新陳代謝，慢慢改善白髮及衰老的現象。

## 功效

1. 頭部氣血活化，不易昏沉。
2. 頭髮不易變白、脫落。
3. 不易得老人癡呆。
4. 增強記憶力。

## 詳細說明

　　不論習練何種氣功，最為重要的都是將身體調整到鬆、靜、自然的狀態，這是氣功基礎，鬆占第一位。練功時若心裡還想著股票、想著家裡爐上燉著的豬腳，心裡有所牽掛，心情就不會輕鬆。心情不輕鬆，身體一定會受到影響，絕對無法放鬆。所以練功的首要是一定要鬆，第一心情要鬆，第二身體要鬆，憋著、不鬆、僵硬，都容易造成氣血瘀滯，產生痠痛。

　　習練此功法時，首先注意全身放鬆，不要出力。身心都放鬆，雙手掌心相對，五根指頭自然彎曲，與手掌心約成七、八十度，雙手像抓著一個籃球，然後由前額向頭頂以及頭的兩側相對叩擊。這時五指指尖或指腹主要叩擊頭頂部位，大魚際及手掌則自然扣擊頭的兩側。

　　頭頂的正中叫百會穴，屬督脈。督脈的兩邊，眼睛、瞳孔直上屬

膀胱經，是全身最長的經脈，也是活絡全身腰、背、頭、頸、腳等氣血的主要通道。

　　當人的年紀越大時，氣血就越不通暢，越容易中風，越容易老年癡呆，越容易有白頭髮，越容易掉頭髮，越容易頭昏腦脹。以本功法輕輕敲擊頭頂或頭的側邊，雖然是同樣的力道，但頭上某些地方會有較為疼痛的特殊感覺，這就表示那個部位的氣血有所凝滯不通，敲擊它就是在以氣功、按摩的方式來活絡這個部位的氣血。

　　像這樣每天花一段時間敲打，持續一個禮拜至十天後，會容易感覺此部位以同樣的力道敲打、甚至於稍加力道的敲打，都沒有一開始那麼疼痛。這表示此部位原來瘀滯不通的氣血已慢慢活化，回復了暢通，這樣當然比較不易中風、不易得老年癡呆、不易頭昏腦脹，而且當然也就神清氣爽，頭部清明。

　　日常生活中看到很多老人家很健忘，容易昏沉，主要就是頭腦用久了，氣血阻塞而越來越不通，因此營養、血液、氧氣到不了腦部，頭髮像稻草般枯萎、脫落，這樣當然就容易痴呆，容易中風。

　　練習這個功法，用指尖輕輕敲擊頭部，然後掌根拍打頭的兩側，可以震動整個頭部及旁邊的經脈，活化氣血，達到提神醒腦的功效。

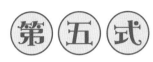

# 第五式

## 開天鳴鼓耳鼻聰

### 口訣

拉開天門定坎宮，天鼓齊鳴神靈通。

### 功法

1. 五指自然伸直，手肘稍下沉，指尖朝上，
雙掌相對拍擊臉部。

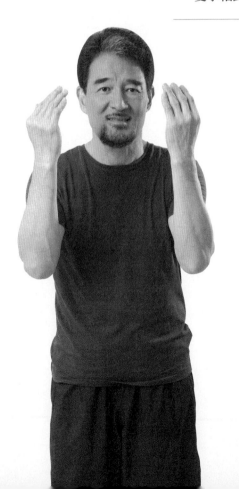
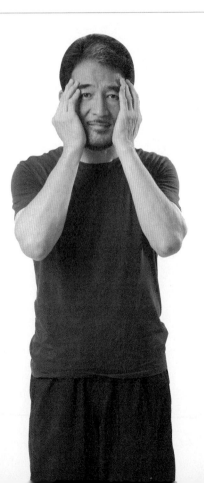

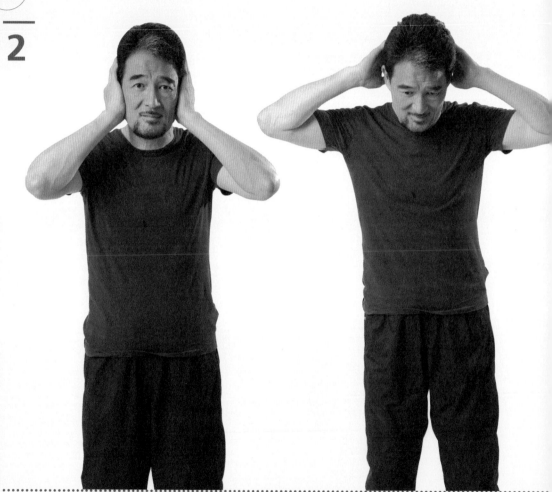

2. 由前面部緩緩拍向兩側，經面頰、耳朵，過耳後。

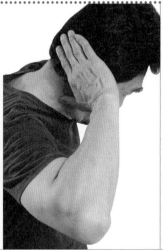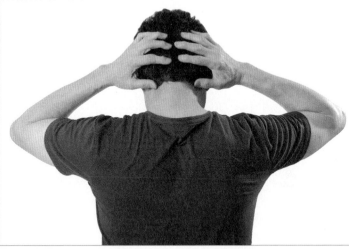

3. 雙掌過耳後，慢慢轉掌、抬肘，指尖相對，拍擊後頭枕骨，
並順勢而下至頸肩部，如此來回反覆。

## 功理

　　頭部是人體經脈穴道的主要分布區，包括天門、太陽穴、陽明胃
經、膽經、三焦經、膀胱經，拍打臉部、頭部，對於面部保養、氣血、
心臟、肝、膽、脾、胃、肺、腰、背、頭、頸、腳，都有顯著影響。

## 功效

1. 若每天持續拍打，能活化肌膚，具美容效果。
2. 調理頭昏腦脹、偏頭痛、眼睛、眉頭、額頭痠痛。
3. 可預防感冒、長青春痘、太陽穴會痛、後頸僵硬、巴金森氏症、中風、
老人癡呆等。

## 詳細說明

操練本式時，雙手手指自然伸直，手肘稍微下沉，指尖朝上，手掌則相對拍擊臉部。拍的動作帶一點甩的感覺，從前面到偏頭太陽穴、耳朵，繼續拍到後腦勺。

額頭又叫做天門，往兩邊到太陽穴，推拿學裡就叫做開天門、推坎宮。額頭前面在傳統醫學經脈學說屬陽明胃經，向上及兩側是膽經、三焦經、膀胱經，從額頭往兩邊輕輕拍擊，就是在刺激這群經脈，有活化肌膚、活絡氣血的功效。

英國女王八十幾歲了，皮膚仍然保持彈性、有光澤，就是因為從三、四十歲開始，每天有個美容師固定為她輕輕拍打頭、臉部一小時。這個拍打法在美容界稱為「生化美容」，事實上就是「拍打氣功」，也是推拿、按摩的一種手法。

這種功法（手法）的習練與操作，會造成氣血一緊一鬆，產生按摩的功效，可以活化氣血。氣血活化了，就不會有阻塞，也不容易有偏頭痛、眼睛痠澀、耳朵聽不清等毛病，

拍打的時候一定要注意手勁不要太重，並且要循序漸進。

當雙手拍打過了耳後，要注意慢慢地轉掌、輕輕地抬肘，頭稍微低下去，雙手指間自然相對，拍打後頭的枕骨，再順勢下到頸部、肩部。

做這樣的動作有什麼功效呢？我們的耳後有個高骨，順著耳後高骨兩旁頸後的大筋凹陷處，依我國傳統醫學經脈學說是屬於膀胱經的天柱穴。眼睛輕閉、身體放鬆的時候，在天柱穴輕輕拍擊，會感覺到有嗡嗡的聲音，這在我國古代氣功叫作「鳴天鼓」。鳴天鼓最主要是藉由正確氣功的操練，達到暢通身體膀胱經、督脈的功效，尤其是天柱的部分。天柱暢通後，頭部的氣血循環就會變好，營養供應充分，而且不容易瘀塞，對於預防頭昏、老人癡呆及中風有很好的功效。

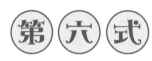

# 大椎關通全身通

## 口訣

一夫當關敵萬人，萬馬奔騰督脈通。

## 功法

2. 換手操作，左手全掌放鬆，
   單手拍打頸椎，同時右手
   掌下移貼放在肚臍處。

1. 單用右手，手掌放鬆，全掌拍打頸椎，
   同時左手掌下移貼放在肚臍丹田處。

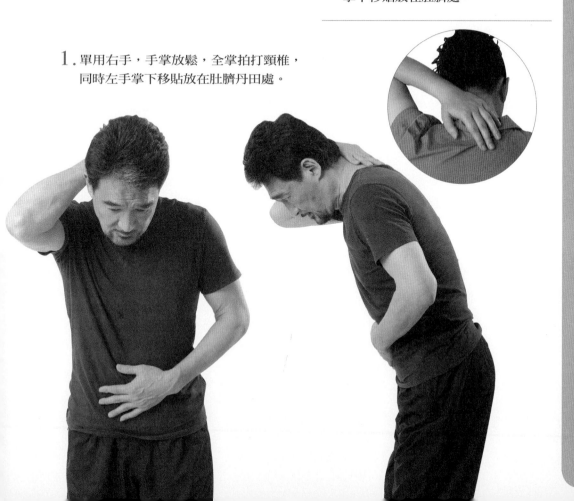

## 功理

　　頸椎在中醫、氣功上均屬督脈，在西醫則屬中樞神經。頸椎是重要神經、督脈經絡通過之處，是頭部腦神經通往軀體的最主要通路，也最易瘀塞。平日可常輕拍頸椎、大椎穴保健、促進暢通。

## 功效

1. 腦缺氧、頭昏腦脹的預防、保健。
2. 疏解頸項僵硬。
3. 巴金森氏症、老年癡呆症等的預防保健。

## 詳細說明

　　操練第六式時，由之前的雙手拍打改成單手拍打。先用右手（左陽右陰，左氣右血），手掌自然放鬆，不要用力，不要刻意做成瓢狀，就是很自然地讓五指放鬆，然後頭稍微低垂下去，以全掌輕輕拍打頸椎。注意拍打頸椎時，絕對不要用力，僅是將手由空中放下而已。

　　頸椎最下面的地方是屬於督脈的大椎穴，是腦神經與全身脊椎、五臟六腑神經貫通的關口，所以叫作一夫當關。這個地方通暢，全身神經自然通暢，還可以收醒腦寧神的功效。當年紀越來越大時，肩頸部常覺得越來越僵硬痠痛，甚至在不知不覺中日益腫脹、肥大，伴隨著還有頭昏眼花及各種失眠、焦慮、三高等症狀，這就是大椎穴瘀塞的結果。平時持之以恆輕鬆拍打此處，以上症狀會有明顯的改善。

　　單手拍打頸椎時，另外一隻手就放在丹田，也就是肚臍處。這樣做是要通暢任、督脈的氣血，因為一手拍打督脈、一手放在任脈，兩手分別在任、督脈上運功，產生磁場感應，形成任、督脈的迴路現象，就能達到暢通任、督經脈的功效。做完以後換手進行同樣的操作，雙手都練，能夠達到陰陽平衡、調和的目的。

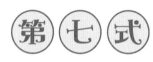

# 第七式

# 脾膽貫穿去憂思

## 口訣

　　魚際肩井合脾膽，氣血貫穿頸肩鬆。

## 功法

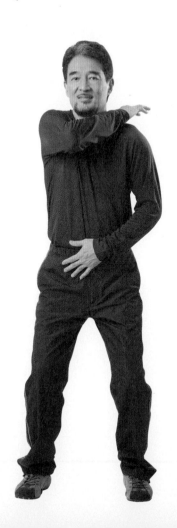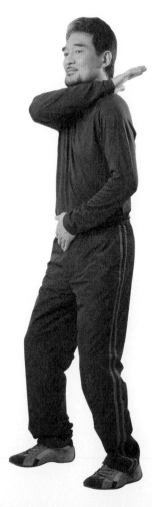

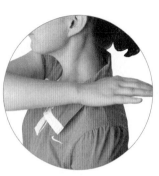

1. 以右手魚際輕擊左肩井，同時左手掌心仍然貼放在肚臍丹田處（如同第六式）。

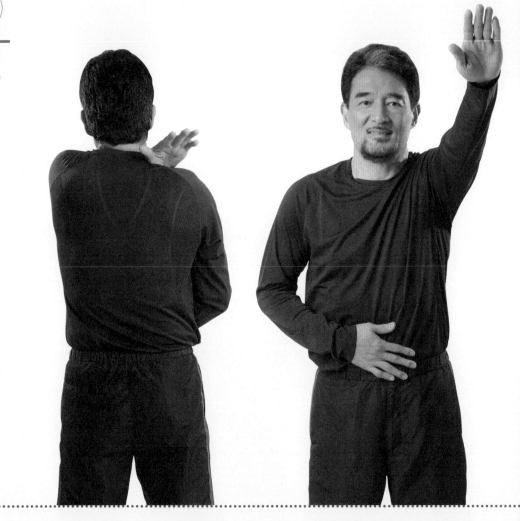

2. 換手，以左手魚際輕擊右肩井，右手掌心則貼放在肚臍丹田處。

## 功理

　　肩井穴位在耳垂直下與肩膀交會處。以魚際拍打肩井，剛好打到脾臟反射區及膽經。

　　傳統醫學理論提到「脾主憂思」，而膽經功能障礙，相對的容易造成肩頸僵硬。

## 功效

1. 晚上易抽筋、全身僵硬者，容易放鬆。
2. 平日壓抑情緒、憂慮的人，有疏解的功效。

## 詳細說明

　　魚際就是手掌大拇指下方這塊大雞腿，是脾臟的反射區，肩井穴則位在耳垂直下與肩膀交會處，在經脈學說中屬膽經。

　　我國傳統醫學的基礎理論，特別闡明人體五臟六腑相對著陰陽五行與七情六欲，不同的情緒，會相對影響不同臟腑的經脈與臟器本身的氣血循行，其中脾臟主憂思、膽經主怒氣，跟思慮過度、情緒不好有關。兩個部位相互撞擊，可以活絡脾膽臟腑以及經脈的氣血，而且能夠讓肩、頸處整個放鬆。

　　肩井穴以手掌近根部的大魚際敲打，大多會有痠脹麻痛的感覺。

　　拍打肩井穴，孕婦尤其要注意力道輕柔。因為肩井穴屬墮胎穴，因此民間有個說法：不要隨便拍打孕婦的肩膀，就是這個原因。

# 第八式

## 氣行血行心肺功

### 口訣

雲門中府開肺氣，氣為血帥肺心通。

### 功法

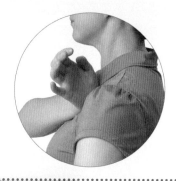

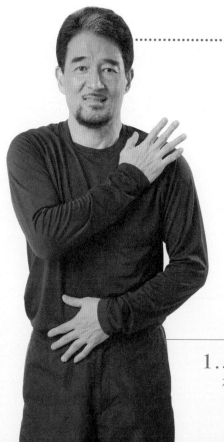

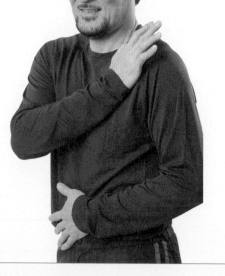

1. 以右手掌根輕擊左肩下胸窩雲門、中府穴，
   左手掌心仍然貼放在肚臍丹田處。

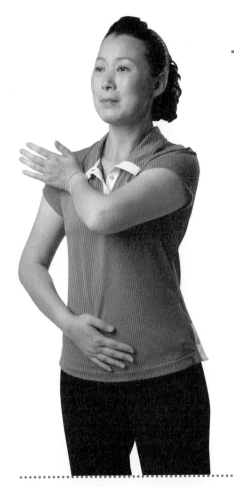

## 功理

胸窩是雲門、中府穴之所在，亦是肺經經過的地方。拍擊此處，打通血路，可將瘀積在肺經的濁氣污血慢慢疏通，促進氣血順暢。

## 功效

改善氣喘、咯血、咳嗽、胸悶、胸痛等症狀。

## 詳細說明

本式要以掌根處用「掌根震擊法」輕擊胸窩。胸窩在哪裡呢？鎖骨（頸、胸之間的橫向骨頭）的尾端接到肩峰端（肩膀）前方，順著鎖骨下沿往外，胸窩就在肩膀肩峰端的前下方，和鎖骨尾端交會的凹陷處。

許多人不知道，肺臟功能不佳、呼吸系統功能障礙、氣虛、胸悶的人，大部分都會在胸窩處有腫塊、瘀積，在此造成阻塞，進而影響肺臟（氣）功能的正常運作。

讀者不妨試一試，將一隻手的食指、中指、無名指併攏伸直，大拇指與小指指尖相扣，如童軍行禮的手勢，然後用這併攏的三隻手指尖端指腹揉

2. 換手，以左手掌根輕擊左肩下胸窩雲門、中府穴，右手掌心則貼放在肚臍丹田處。

按胸窩，會感到痠痛脹麻，甚至仔細體會，還會找到裡面有腫塊。這裡就是肺經的中府、雲門穴所在地，拍擊此處對於通暢肺臟氣血循行有特別好的功效。

在本式中，主要是用掌根的力量敲擊，但是不需要用力，而是很自然地甩過去。持續操練就能達到通暢肺臟經脈、活絡氣血的功效。肺氣功能好，心肺功能自然強化。另一隻手擺在肚臍丹田的地方，就是不忘本。因為當人還在母親的肚子裡時，就是靠肚臍接收來自母體的營養，通暢全身的新陳代謝，所以把另一隻手擺在這個地方，讓丹田氣與肺氣接通，整個氣脈通暢的功效將會更好。

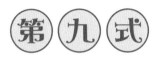

# 第九式

## 活絡氣血三陰功

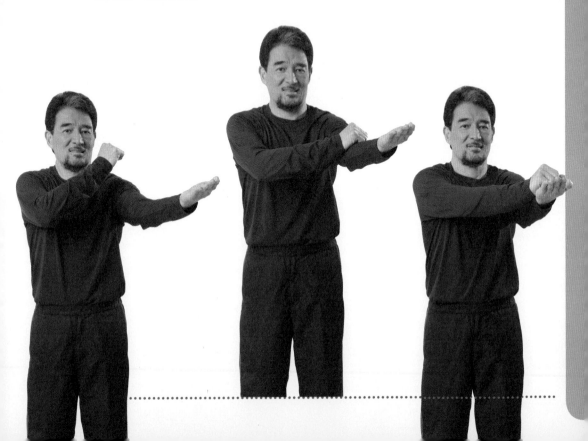

**口訣**

手三陰脈上指尖，心肺氣血絡心包。

**功法**

1. 左手平肩前伸，掌心向上，右手握氣功拳，由肩內向指尖輕捶手臂內側，反覆數次。

2. 換手，右手平肩前伸，掌心向上，左手握氣功拳，由肩內向指尖輕捶手臂內側，反覆數次。

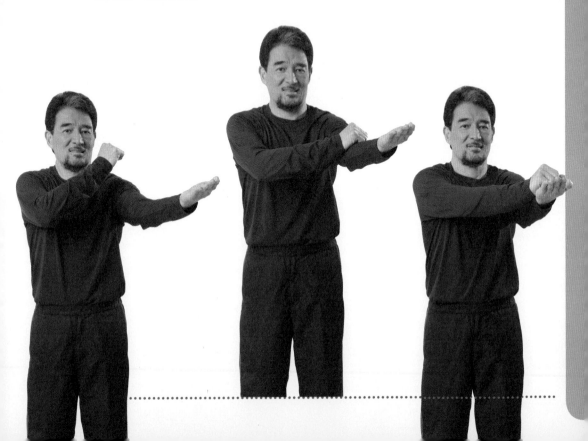

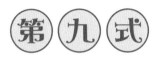

## 功理

手三陰經分別為肺經、心包經、心經。

## 功效

1. 對於婦女內分泌失調所造成的情緒不穩，有很好的疏解功能。
2. 對於手腳冰冷有很好的活絡氣血功效。
3. 喉痛、氣喘、咯血等預防保健。
4. 胸痛、心悸、失眠、健忘、心痛、胃痛等預防保健。

## 詳細說明

依據我國傳統醫學基本理論與易經陰陽學說的貫穿，手臂內側屬陰面，手臂的陰面在傳統醫學經絡學說裡，屬於手三陰經的經脈循行部位。

所謂的手三陰經，是指肺經、心包經、心經等三條屬陰的經脈。這三條手上的三陰經脈，依據傳統醫學經脈學說的基礎理論，運行走向乃是從胸走手，循行手臂內側陰面部，分別到達手的大拇指、中指和小指尖端。

所以把單手平肩前伸，掌心向上，另一手握氣功拳，由肩內向指尖輕輕捶擊手臂內側，一緊一鬆，可以活絡這三條三陰經脈的氣血，對於常常手腳冰冷、氣虛、血虛的人有很好的保健調理功效。

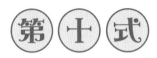

# 第十式

# 氣血運化三陽功

## 口訣

手三陽脈下頸肩，大腸小腸三焦通。

## 功法

1. 保持左手平肩前伸，翻掌心向下，右手握氣功拳，
   由左手掌背向肩頸部輕捶手臂外側，反覆數次。

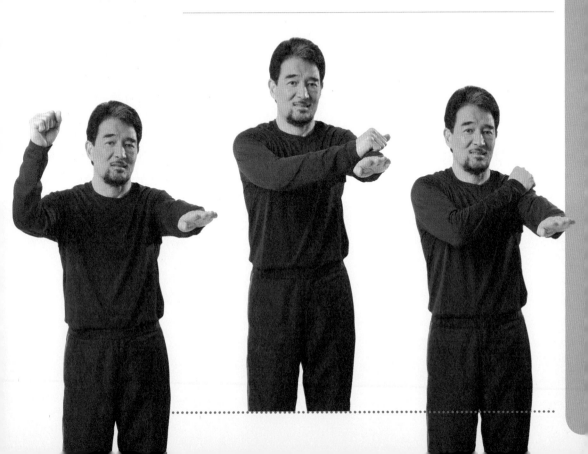

2

2.換手，右手平肩前伸，翻掌心向下，
左手握氣功拳，由右手掌背向肩頸部
輕搥手臂外側，反覆數次。

## 功理

　　手三陽經包括大腸經、三焦經、
小腸經。

## 功效

1.不易長青春痘，可以美膚。
2.促進內分泌正常，更年期保健，
改善婦女症候群如手腳冰冷、潮
紅、焦慮、失眠、頭暈等。
3.促進心臟功能，強化血液循環，
貧血患者狀況會慢慢改善。
4.營養的吸收與保健。

## 詳細說明

依據我國傳統醫學基本理論與易理陰陽學說的貫穿，手的背部，亦即手臂外側，屬於陽面，手臂陽面在傳統醫學經絡學說裡，屬手三陽經經脈的循行部位。

所謂的手三陽經，是指大腸經、三焦經、小腸經等三條屬陽的經脈。這手上的三陽經脈，運行走向乃是分別由手的食指、無名指與小指外側的指尖處，循行手臂外側至頭部。

傳統醫學基礎理論有「陰升陽降」的說法。用易理陰陽學說來說明經脈的循行走向，所謂的陽降，就是由手的指尖下來經過肩膀到頭部；陰升則是由胸部上來，經過肩膀、手臂內側到手指尖。操練本式時，從指尖慢慢地、輕輕地往肩頸部捶擊下來，順其經脈，可以加速活絡手三陽經脈的氣血。

因為大腸經主排泄、三焦經掌內分泌、小腸經營司營養的吸收，經脈暢通後，大腸小腸的吸收、排泄功能強化，內分泌也更順暢，所以這個功法對中老年人的保健效果特別好，對婦女的更年期症候群也有極為良好、快速的改善功效。

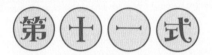

# 前八卦轉小乾坤

## 口訣

震運膻中開八卦，心肺氣血小乾坤。

## 功法

1. 雙手握空拳輕捶胸部。

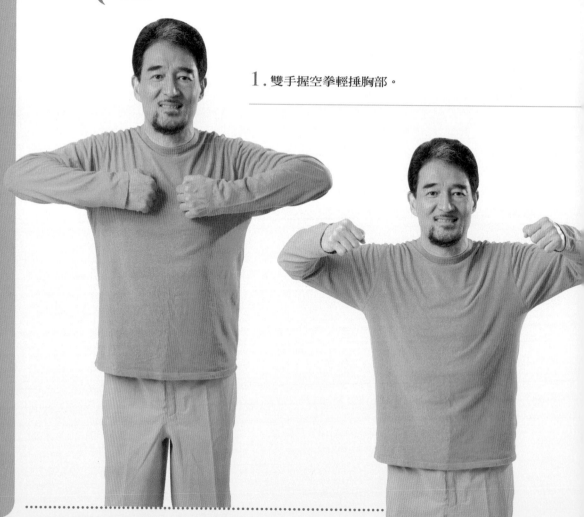

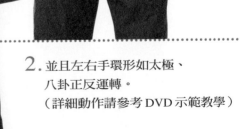

2. 並且左右手環形如太極、
   八卦正反運轉。
   （詳細動作請參考DVD示範教學）

## 功理

1. 簡易心肺功能按摩，拍打前胸。
2. 如同 CPR（心肺復甦術），按摩心臟，有預防保健的功效。

## 功效

1. 每日正確拍打、持之以恆，可預防調理氣喘及各種心臟病。
2. 心主血、肺主氣，能增強心肺功能。

## 詳細說明

　　經過操練第九式、第十式，手部的三陰經、三陽經整個拍打通暢了，再來就是要到它們的發源地以及臟腑所在的實體部位，也就是胸部來進行拍打，直接促進、活化臟腑本身的功能。

　　胸部在我國氣功古籍上，有所謂的前八卦、後八卦，小乾坤、大乾坤等名詞記載與運用。但因名詞特殊，又缺乏詳細說明，因此練功、教功者如未能確實掌握訣竅，容易流於神怪，實在可惜。

　　這些古籍名詞具體解釋起來其實也很簡單，前八卦就是前胸部，後八卦就是後背部，小乾坤是指前胸部，大乾坤就是整個胸腹部，此屬「名詞」的解釋範疇。如屬「動詞」，則是在相對應的胸、腹部拍打方式有如八卦、乾坤的正逆環形運轉，主要的要求是「不要遺漏」。

　　胸部有心臟、肺臟，在中西醫學的基礎生理解剖都是心主血、肺主氣，因此背部就是人體最主要的氣血循環臟腑之所在。

　　依據古籍所述，此處經常會被鎖住，就是所謂的「鎖八卦」。

　　「前八卦」被鎖住，事實上就是我們一般通稱的鬱卒，覺得胸悶，覺得心胸煩悶不開。其實這也是憂鬱症的根源，這時必須特別去強化心肺功能，操練本式就有這樣的效用。

　　雙手握氣功拳，然後輕輕地捶擊胸部。這樣的捶擊，實質上也是

在做胸部按摩，就好像西方醫學的心肺復甦術（CPR）。心肺復甦術施行在休克的病人身上，一開始是按壓胸部，如果不能回復心肺功能就重擊它，若還是無效，就進行電擊。

本式的捶擊手法事實上就是在做心肺按摩（復甦），且我國的「氣功拍打法」尤勝一籌。因為這是屬於預防醫學，平時先做預防保健，強化心肺功能，延緩心肺臟腑衰老、功能退化，而不僅僅是等到心肺功能衰竭了，才來施以急救。藉由這一式，也應恢復了「民族自信心」吧。

操練本式時，一方面以氣功拳輕捶胸部，一方面雙手環形正反運轉，像太極圖陰陽一樣，這是最基礎的開八卦。這時整個胸部都捶擊到，而不是只敲到固定的兩點或局部，因此整個心肺功能都強化了。

另外對於婦女來說，操練本式能讓胸部氣血活化，不但可以健美胸部乳房，還有預防胸部長腫瘤的功效。

# 第十二式

## 大乾坤上下齊功

**口訣**

乾坤大轉不停息，心肺肝膽脾胃通。

**功法**

1.雙手握氣功拳，由胸部捶擊至下腹。

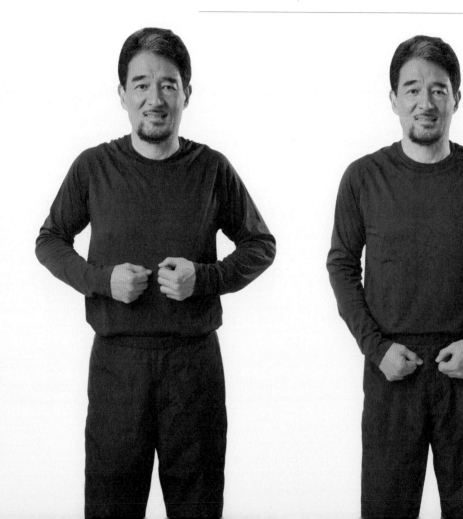

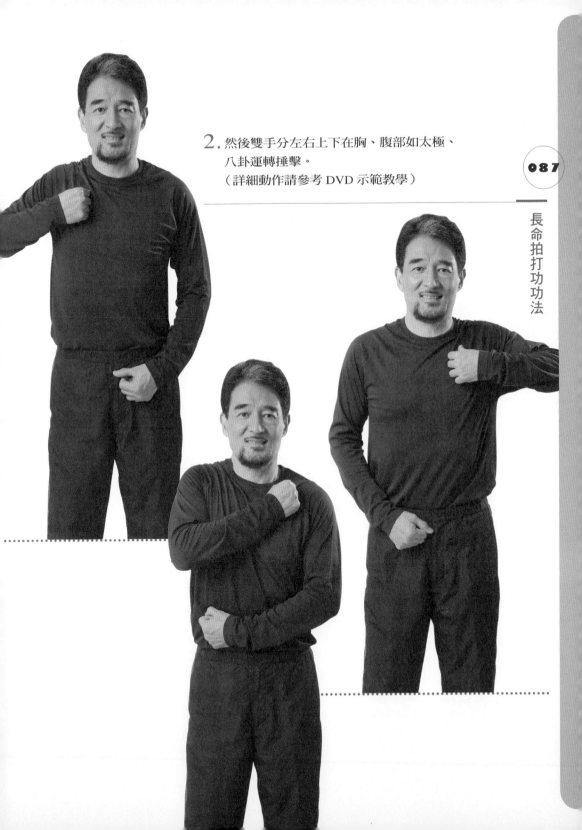

2. 然後雙手分左右上下在胸、腹部如太極、
   八卦運轉捶擊。
   （詳細動作請參考 DVD 示範教學）

長命拍打功功法

## 功理

1. 小八卦、小乾坤：指胸部，包含心、肺。
2. 大八卦、大乾坤：指胸腹部，包含心、肺、肝、膽、胃、脾、大小腸等五臟六腑，本式拍打概括到上述臟器。

## 功效

1. 強化心肺功能。
2. 強化五臟六腑功能，在臨床操練上，對於便秘的解除效果特佳。

## 詳細說明

在第十一式中，我們只做小乾坤、小八卦、前八卦，強化的是胸部的心肺功能。而本式捶擊到整個身體的胸腹部，就是所謂的大乾坤、大八卦。

操練本式時，雙手握氣功拳由胸部慢慢往下捶到腹部，然後再慢慢捶上來。接著雙手分開，分左右上下在胸、腹部如太極、八卦般運轉捶擊，這樣整個胸腹部都可以受到敲擊。

我們知道胸腔內有心臟與肺臟，往下過了橫膈膜到腹腔，右斜方是肝膽，左邊是脾臟，中間是胃臟，然後再下去還有大、小腸及膀胱、子宮、卵巢等臟器。因此本式除了強化心肺功能，還增強了肝、膽、脾、胃等內臟的功能，所以叫做「心肺肝膽脾胃通」。

本功法的操練，讓整個身體的內臟都做了氣功的捶擊按摩，不但使得心肺氣血循環功能變好，也增強了身體的消化、吸收、排泄等能力。

操練本式時，並不需要用力，尤其是身體不好的人，一開始更須注意力道，循序漸進地慢慢增強。

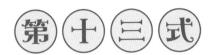

# 腰腎命門先天功

## 口訣

先天腎氣出命門，增強祖上傳體質。

## 功法

1. 雙手握氣功拳，以拳背輕捶擊雙腰（腎）處。

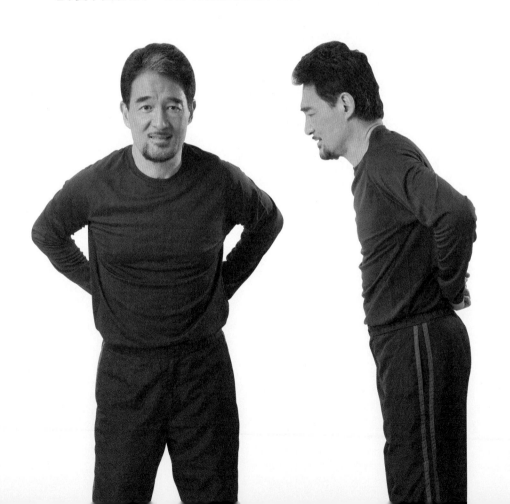

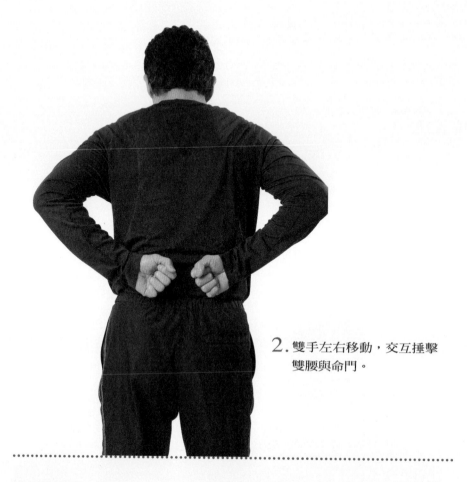

2. 雙手左右移動，交互捶擊
雙腰與命門。

## 功理

　　拍打至大腸、小腸、膀胱及腎臟等，背部中樞神經的根源以及命
門穴。

　　腎臟主管泌尿、生殖系統。腰常閃到，相對影響腎臟功能，經常
習練本式，除了強化生殖功能，還可改善泌尿功能，恢復膀胱彈性。

## 功效

　　調理頻尿、氣喘、便秘、過敏、膝腿無力、生殖功能退化。

## 詳細說明

腎在肚臍正後方的兩側腰部；命門在肚臍的正後方。我國古醫籍有「腰為腎之府」之說，所以我們到菜市場去買豬腎臟時，都會說買豬腰子，絕少有人開口向豬肉商販購買「豬腎」。

在腰部輕輕捶擊，可以活絡此處的氣血循環，也就是活化腎臟的氣血，所以每天操練可以強化腎臟功能。

經常閃腰、腰痠不舒服，或有脹痛感的人，基本上是腎臟的氣血循環產生瘀積，凝滯不通，而功能也已經開始退化。循序漸進、持之以恆地操練本式，可有效改善這種狀況。

敲擊腰腎處時要特別注意，不要過度用力，應該循序漸進地捶擊。捶擊腰腎以後再慢慢加強肚臍正後方的脊椎處，根據我國傳統醫學的經脈學說，此處是督脈的命門穴所在地。

命門穴顧名思義是「生命的門戶」，正好在兩個腎臟中間，是生命的本源。所以捶擊這個部位，除了可以加強兩個腎臟的氣血循環及其功能，同時還可強化督脈，對於生命及腰、腿、腦部的氣血通暢有所助益。操練本功法，對機體的血壓平衡、脊椎強化及骨本增加有很好的功效。

但請切記，捶擊腰腎處及命門穴時力道要輕，循序漸進，千萬不要過度用力。

# 第十四式

## 泌尿生殖薦尾功

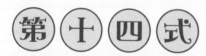

**口訣**

弓腰前俯加八髎，泌尿生殖能勁揚。

**功法**

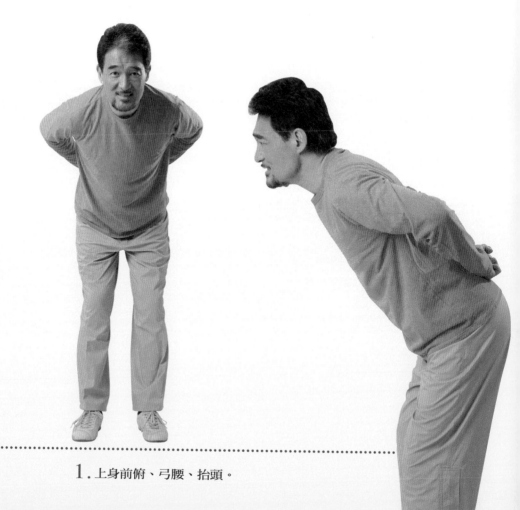

1.上身前俯、弓腰、抬頭。

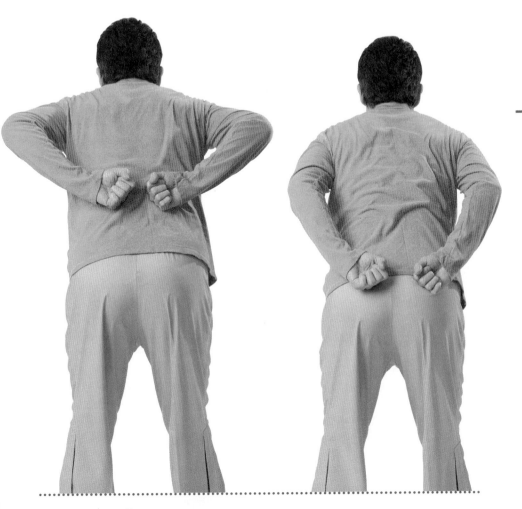

2.雙手拳背持續捶擊腰部，並擴及薦、尾部。

## 功理

　　拍打腰腎，活化泌尿系統、生殖系統，可改善膀胱、卵巢、睪丸、攝護腺等器官的功能。對脊椎骨質、輕微彎曲等也有調理恢復功效。

## 功效

1. 預防子宮、卵巢長瘤。
2. 可改善婦女生產過後月子沒做好，瘀血不通而感到痠冷者。
3. 健胃、脹氣之排除。

## 詳細說明

　　敲擊拍打完命門、腰腎以後，身體緩緩前俯、彎腰，但記得把頭抬起來，因為頭如果沒有抬起來，容易氣血往上衝而頭昏。

　　上身前俯時，後面整個脊椎和經脈會繃緊，這時雙手仍然握氣功拳，輕輕以拳背敲擊腰背處。慢慢地除了腰部以外，還可以向下敲到薦部、尾部（註）。

　　腰部就是中西醫學生理解剖的腎臟位置。腎臟是生殖、泌尿系統的主要器官，所以輕輕地敲擊腰部，可以強化生殖、泌尿系統。

　　接著再往下輕敲薦骨、尾骨，這裡有神經連接到前面的小腹部，控制著生殖、泌尿及排泄系統及其器官。除了西醫的神經系統外，在我國的傳統醫學經絡學說裡，此處有督脈通過，並有膀胱經的「八髎穴」，主治泌尿、生殖、排泄系統的各種疾病。所以操練本式時，可強化腎臟、泌尿系統、生殖系統及大腸、直腸的排泄功能，還有對於下半身、腿、膝、腳等，都有很好的強化功效。

----

註：薦骨位於脊柱下端，有五塊退化的椎骨癒合而成，形如盾牌，上接腰椎、下連尾骨，兩側與髖骨構成骨盆腔。 尾骨為脊柱最下端的骨骼。

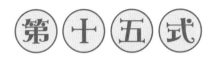

# 第十五式
# 足三陽強腿筋骨

## 口訣

順勢而下足三陽，筋骨強健腰背鬆。

## 功法

1. 維持第十四式上身前俯、弓腰、抬頭的姿勢，但是將雙手氣功拳放開，反掌、用掌拍擊臀部。

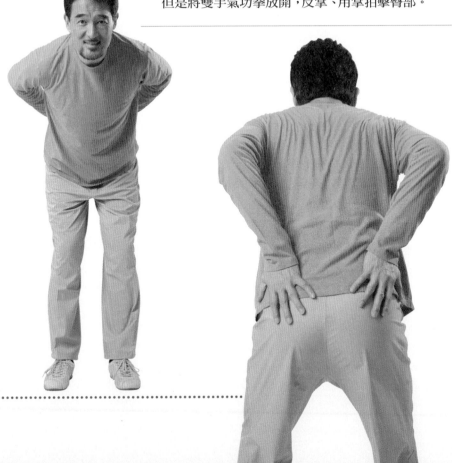

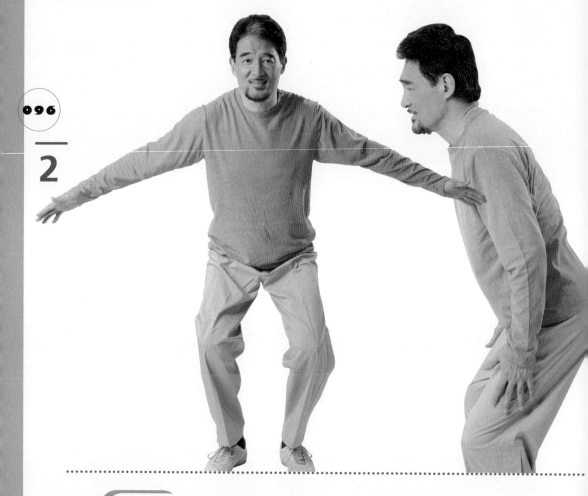

## 功理

　　以手掌拍打腰部、臀部、足三陽。

1. 足三陽包括胃經、膽經、膀胱經，胃經主掌肌肉，膽經主掌筋精，
　 膀胱經主掌骨骼。

2. 拍打腿部外側是經絡按摩，能促進腳部氣血活絡。支撐人體的是筋、
　 骨、肉，所以拍打此處就是強化人體基礎。

3. 拍打臀部、腰部，對脊髓神經及中樞神經均有用，也能改善坐骨神
　 經痛。

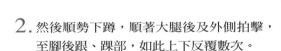

2. 然後順勢下蹲，順著大腿後及外側拍擊，
至腳後跟、踝部，如此上下反覆數次。

## 功效

1. 改善坐骨神經痛、膝腿無力、腰痛。

2. 強健筋骨、骨髓、肌肉再生能力。

3. 改善老人抽筋，以及血液循環不良之婦科病，如月經不順等。

## 詳細說明

　　臀部是西醫自律神經與我國傳統醫學所謂經脈的大會聚處，生殖、泌尿、排泄系統的神經、經脈都在這個部位，所以在腰背後面、臀部經脈神經的發源地輕輕拍擊，可以活化這個部位的氣血循環，加強生殖、泌尿、排泄等系統的功能。

　　先把臀部、大腿上部拍鬆，讓肌肉彈性慢慢地回復，然後順勢下蹲，沿著大腿外側拍擊。這個部位在我國傳統醫學經脈學說裡，屬於足三陽經脈的循行區域，也就是胃經、膽經、膀胱經經脈氣血循行的地方。在這裡一邊下蹲、一邊拍擊，拍到腳跟、腳背、腳趾後，慢慢站起，同時由下往上拍，然後再下蹲，如此反覆數次。

　　要特別注意的是，許多年紀大的人，腳的功能不順暢，所以常常會蹲不下去。如果蹲不下去就不要勉強，只要翹著屁股拍，手下去就好，拍到那裡算那裡，循序漸進，慢慢你就會發覺漸漸可以下蹲了。

　　腿部經過一段時日的持續拍擊，氣血活絡了，腿力慢慢恢復了，基本上也就延後了你的老化，因為雙腿無力就是衰老、退化的開始。

　　剛剛提到大腿外側有足三陽經——膽經、膀胱經及胃經經脈氣血的循行，膽與肝表裡（相輔相成）主筋，膀胱與腎表裡主骨，還有胃與脾表裡主肌肉，所以強化了這三條經脈，也就增強了筋、骨、肉的功能。

　　依傳統醫學基礎理論的剖析，可了解到這些氣功功法雖然看似簡單，但是對於身體的健康有十足的功效。

# 足三陰充盈骨髓

## 口訣

三陰內裡往上升，肝脾腎血氣充盈。

## 功法

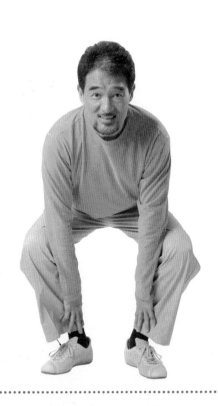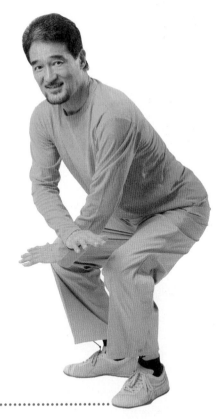

1. 用掌拍擊，由腳踝內側開始，順勢而上。

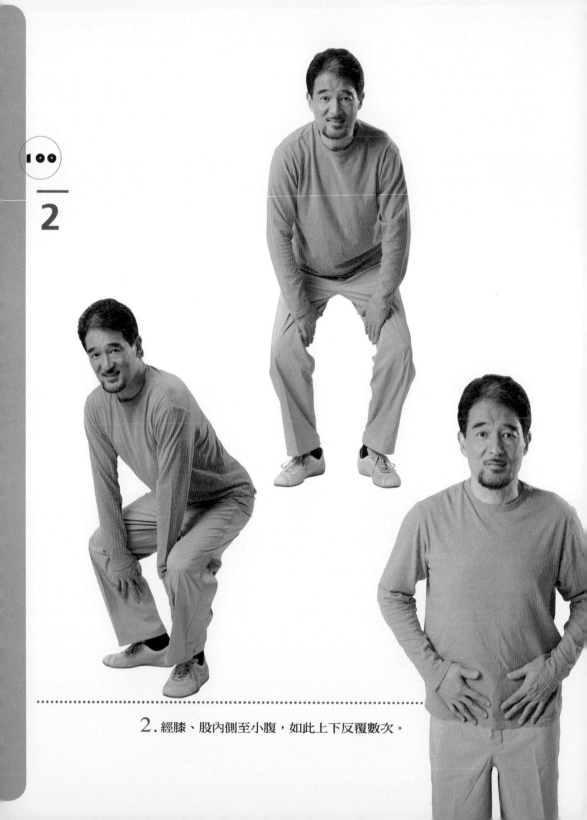

2. 經膝、股內側至小腹，如此上下反覆數次。

## 功理

以手掌拍打足三陰。

1. 足三陰包括肝經、腎經、脾經，肝經主掌筋的內涵，腎經主掌骨髓的充裕，脾經主掌肌肉與血的分布。
2. 若是足三陽、足三陰能一起做，陰陽相呼應、相輔相成，則功效加倍。
3. 由於脾經主管血液的分布，所以操練本式可調理婦科疾病，而老人抽筋則多是因為肝腎經脈功能失調。

## 功效

1. 強健筋骨，改善坐骨神經痛、膝痛、腰痛。
2. 強化筋骨、骨髓、肌肉再生能力，延緩老化。
3. 改善老人抽筋，以及血液循環不良之婦科病，如月經不順等。

## 詳細說明

第十五式以手掌拍擊雙腿外側的足三陽經——胃經、膽經、膀胱經，由上而下拍擊，這在傳統醫學的基礎理論、易理陰陽學說裡稱為「陽降」。

接下來的本式則是要拍擊雙腿內側，這裡有三條陰經的經脈運行，即肝經、脾經、腎經，由下往上拍稱為「陰升」。陰升往上跑，和前式的陽降「往下拍」達到了陰陽平衡。

操練本式時，採用鬆掌拍打法或氣功拳捶擊法都可以，但是力道要循序漸進，依個人體能狀況拍擊雙腿內側。由腳踝處往上慢慢拍擊，經過小腿、大腿內側，拍到大腿根部，再上到小腹，因為小腹是肝、腎、脾三臟腑經脈的根源運行處。像這樣反覆拍擊，整個腿部內側都被按摩到，足三陰經活化了，而一蹲一站、一上一下，就產生一陰一陽、一拉一伸的功效。

和前式相同，如果體力不夠，上下拍擊時不一定要勉強下蹲。仍然可以腿伸直、半直地翹著屁股拍打，同樣有效，循序漸進、不要勉強，否則會造成運動傷害。如果體力夠，慢慢蹲下去，慢慢拍擊，然後慢慢站起來，再蹲下去、站起來，這樣功效會更好。

足三陰經脈是指肝、腎、脾三個臟腑的經脈，根據傳統醫學的基礎理論，脾經主婦科，統血，對婦科的毛病有很好的調理功效；肝主筋，經常半夜抽筋的人，做了十天半月以後，晚上就不易抽筋；腎是泌尿、生殖系統的主要器官，這條經脈暢通後，晚上就不易頻尿，不易有尿失禁症狀，同時泌尿、生殖功能會明顯改善，所以肝、腎、脾三經經脈氣血的通暢是非常重要的。

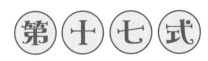

# 丹田神闕延壽功

## 口訣

丹田小腹神闕穴，下身後輩全賴此。

## 功法

1. 身體自然站直，雙手握氣功拳，
同時捶擊肚臍小腹處。

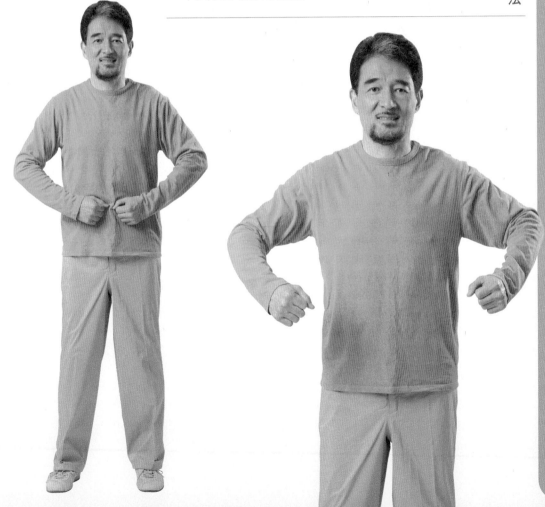

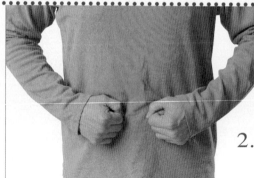

2. 力道由小而漸重，由慢而漸快，
如此加強反覆數次。

## 功理

腹部包括大小腸、盲腸、膀胱、子宮、攝護腺等。拍打腹部能：

1. 促使內分泌正常、消除脹氣、促進大腸蠕動、加強排泄功能，有便秘者情況會改善，平時須灌腸者，常練此功亦有助益。
2. 改善小腸功能，促進養分吸收。
3. 改善攝護腺功能，減輕晚上頻尿狀況。
4. 恢復膀胱彈性。
5. 婦女產後子宮鬆弛，藉由拍打可以恢復彈性。
6. 三、四十歲以後的人腹部很硬且越來越大，宿便、脂肪堆積，藉由拍打亦可排除並恢復彈性。

## 功效

1. 易便秘或頻尿者，有根本調理之功效。
2. 增進營養吸收。
3. 加強卵巢、生殖腺及子宮功能。
4. 有腹部減肥之功效。

# 詳細說明

身體自然站直，雙手握氣功拳，同時捶擊肚臍、小腹處。前面式子做過，這裡再做，主要是反覆再加強。

神闕小腹（丹田）內有大腸、小腸、膀胱、生殖器、子宮、卵巢等器官，稍上有脾、胃、肝、膽等，這些都是我們下半輩子身體健康維生的最重要器官。

人的年紀慢慢大了以後，膀胱功能慢慢減弱，男性攝護腺功能不彰，容易尿失禁。此外，消化、吸收功能也出問題，小腸功能不好，大腸排泄不良、易便秘，所以下半輩子的生活越來越糟。雖然本式只是捶擊小腹，但直接強化了消化、吸收、排便、排尿等功能，對下半輩子生活得健康、快樂有實質的功效，所以要仔細、認真地操練。

操練時仍然要注意不要一下子太過用力。一開始的動作一定要輕、要慢，然後漸漸加重、漸漸加快，又慢慢放鬆、慢慢放輕。根據自己的身體狀況，一次比一次加重，一次比一次加快，然後緩緩慢下來，力道也跟著減輕，如此反覆，每個地方都敲擊到，才不會因操練不當而有不良影響。

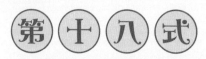
# 第十八式

## 再開八卦強心功

### 口訣

膈上華蓋居王公，胸者心肺之宮城。

### 功法

1. 雙手握氣功拳由小腹往上捶擊。

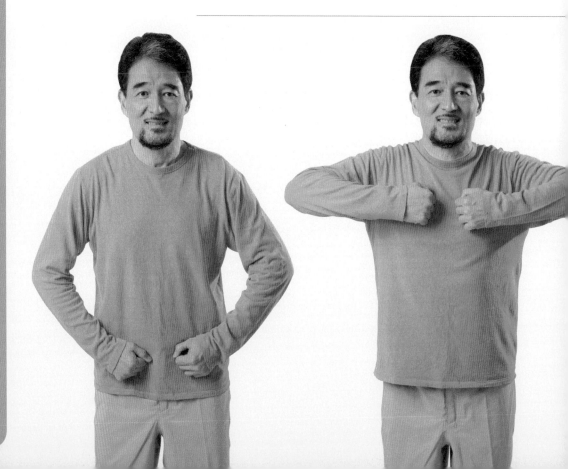

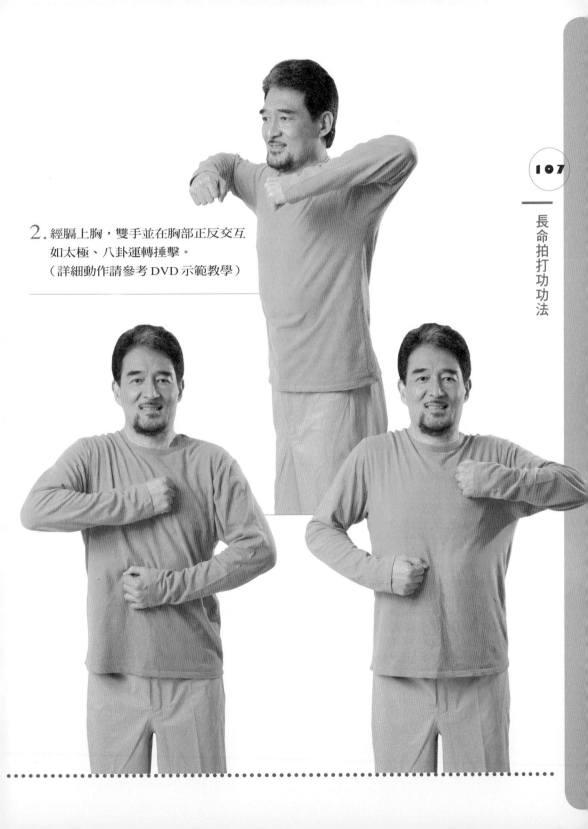

2. 經膈上胸，雙手並在胸部正反交互
　如太極、八卦運轉捶擊。
　（詳細動作請參考 DVD 示範教學）

## 功理

1. 拍打前胸，屬簡易心肺功能按摩。
2. 如同 CPR，按摩心臟。
3. 上八卦指胸部心肺器官，上八卦運轉拍打，主要目的是要均勻拍打到內臟。
4. 心肺功能強弱，代表氣血循環及心臟功能好壞。

## 功效

1. 心主血、肺主氣，能增強心肺功能。
2. 每日拍打、持之以恆，還可預防氣喘發生。

## 詳細說明

　　雙手握氣功拳由小腹往上捶擊，拍打到肝、膽、脾、胃等臟腑，再經過橫膈膜到胸部。胸部為「心肺之宮城」，由下往上捶擊至此，心、肺、肝、膽、脾、胃、大小腸、膀胱、子宮、攝護腺，整個內臟都做了捶擊與按摩，氣血慢慢通暢，功能慢慢恢復。

　　操練本式時，除上下捶擊以外，雙手還在胸腹部正反交互如太極、八卦之運轉捶擊。這在我國氣功稱為開八卦、轉乾坤，活絡了五臟六腑的氣血，全身氣脈自然通暢。

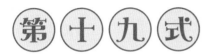

# 第十九式

# 陰陽和合乾坤轉

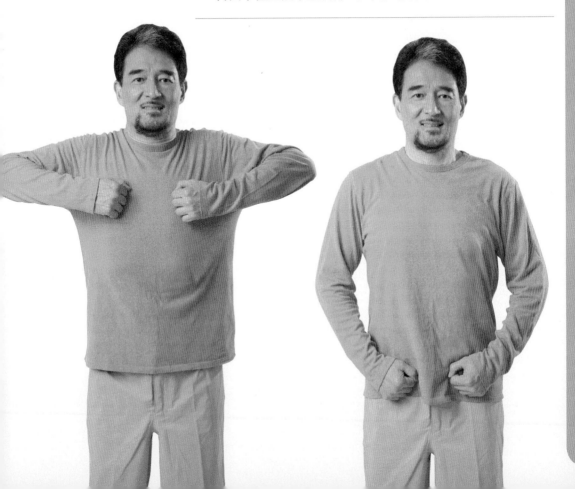

## 口訣

陽降陰升天地通，乾坤自轉紫禁城 。

## 功法

1. 雙手握氣功拳，由上往下捶擊至小腹，
再由下往上捶擊至胸部，如此反覆數次。

2. 接著雙手分開上下捶擊小腹及胸
　 部，同時左右交互上下如太極、
　 八卦之運轉。
　 （詳細動作請參考DVD示範教學）

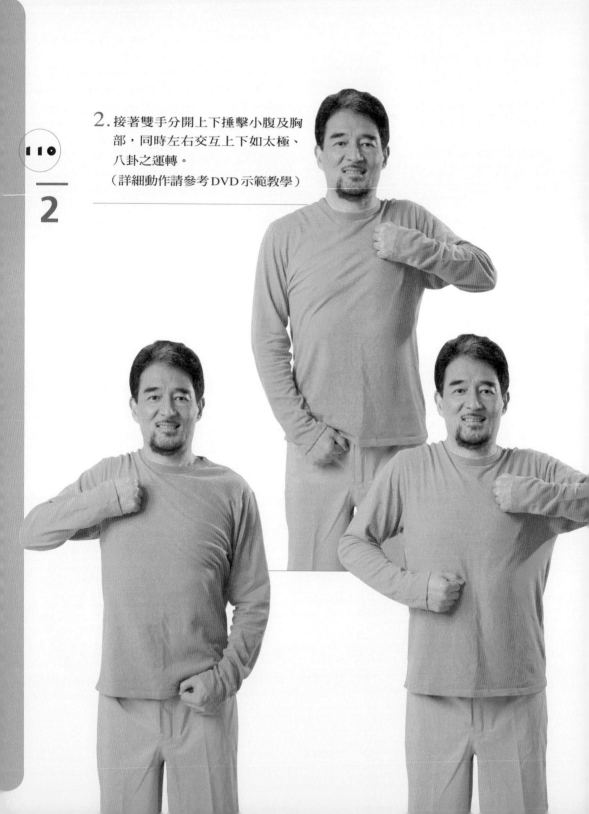

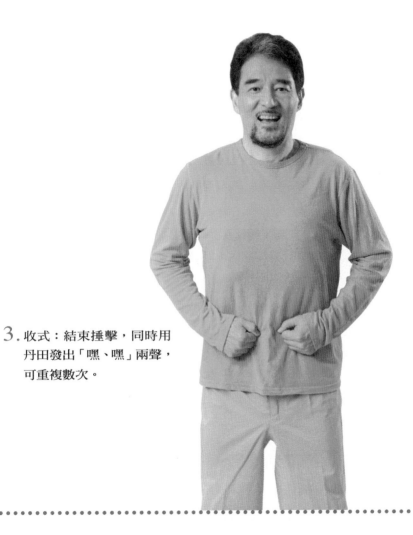

3. 收式：結束捶擊，同時用
丹田發出「嘿、嘿」兩聲，
可重複數次。

## 功理

1. 下八卦包括肝、膽、脾、胃、大腸、小腸、膀胱、子宮等器官。

2. 上八卦加下八卦為另類大周天。

3. 最後拍打至腹部，然後用丹田發聲，使氣擴散在體內回位而不易瘀
   結。

## 功效

1. 改善中年以後的頻尿狀況。
2. 加強呼吸及生殖系統功能，改善便秘、痔瘡、攝護腺肥大等現象。
3. 經由拍打，在內部能活化臟腑，外部則減少贅肉，使胸腹有彈性，具減肥功效。

## 詳細說明

　　雙手握氣功拳，由胸部往下捶擊至小腹，再由小腹捶擊至胸部，如此反覆。這樣的動作稱為陽降陰升、陰陽調和，在人體上則是五臟六腑經脈的貫穿。

　　因為心肺功能跟肝、膽、脾、胃、大腸、小腸、膀胱、子宮等全身臟器的功能都有直接關聯，再者心主血、肺主氣，如此五臟六腑的經脈氣血都會貫穿、都能增強，所以雖然只是強化心肺，也能一併強化五臟六腑。

　　但是光靠心肺，而不去強化五臟六腑，這樣心肺功能太累了，所以我們要讓心肺與五臟六腑的功能全部活化、氣血貫穿，達到整體功能的強化。因此除了貫穿上下，還要兼顧左右。因為人體內許多臟器都是左右連貫的，例如大腸由右到左，肺臟左右兩葉，中間還有大支氣管和小支氣管等的貫穿，所以我們操練本式，雙手分開上下捶擊小腹及胸部，同時左右交互上下如太極、八卦之運轉，每個部位都要捶擊到，以達陰陽內外的平衡。

　　從第一式進行至此，到了第十九式，全身各部位、臟器、經脈等幾乎都已完全顧及，接著就要準備做收式。

　　在我國氣功裡做收式的方法非常多，有靜功收式法、有吞嚥口水收式法、有嘿聲吐氣收式法，還有氣納丹田收式法。本式因為採捶擊拍打的方式，所以採捶擊拍打、丹田吐氣收式法。結束時在丹田處一

面加力捶擊，一面讓丹田的氣產生音聲的振動，讓全身的氣脈做一個緊速加強的貫穿。

在收式時，雙手握空拳，輕輕地拍打丹田，拍打到感覺氣脈很順暢的時候，就由丹田小腹處用力喊出「嘿嘿」兩聲，同時雙手氣功拳稍加大力捶擊小腹部兩下，可重複數次。

因為氣是從丹田處發出來的，如果做對的話，會發覺肚子的肌膚緊繃得像鼓皮一樣，而且裡面會產生氣流震動的感覺，就好像「嘿嘿」兩聲是從身體的最裡面、最底部往上貫穿、發射出來的。

剛開始做的時候可能做得不好，除了「嘿嘿」的聲音之外，沒有其他感覺。但是不要緊，循序漸進，不要刻意用力捶、大聲喊，慢慢地你自然會感覺到捶擊下去並且發聲的時候，肚子會緊縮，這樣就是做到了丹田發聲。

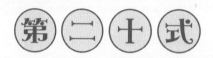

# 天人一氣長命功

## 口訣

搓手引氣合陰陽，宇宙能量通人凡。

天地萬物本一氣，順天應人命自長 。

## 功法

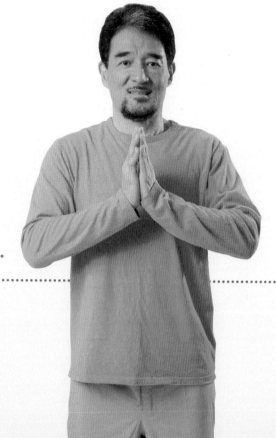

1. 輕搓雙手，嚥津一口。

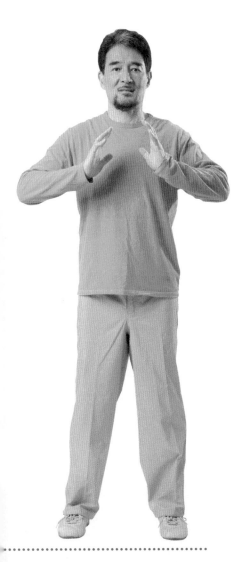

## 功理

在傳統醫學易理中，左陽右陰，父為陽、母為陰，天上之氣為陽、地下之氣為陰，陰陽和諧，萬物滋生，人稟天地之氣而生，人應天地而生。

當你感到鬆靜自然的時候，內部氣血自然循環，就不會感到緊張、自我狹隘。這時人體氣血細胞都還在分裂循環，因此可以感覺雙手間有氣，這就是天地和諧、天人感應的基礎，也就是靜磁場感應。

## 詳細說明

進行完第十九式，讓身體和緩下來，開始做靜磁場感應。輕輕搓手，然後輕輕地吞嚥一口口水。

氣功如果做得好、做得正確，絕不會「口乾舌燥」，就算平時會口乾舌燥的人，此時口水也會自然、慢慢地分泌，身體功能也就會越好。

嚥口水的作用為陰陽合，裡氣與外氣貫穿合而為一。所以身體不好的人，口水很難吞嚥下去，吞嚥不下，表示身體陰陽不平衡，裡外氣血不順暢。

操練本式先要搓手、吞口水，這

2. **雙手靜磁場感應**：指尖朝上，掌心相對，距離約 10 公分，置放膻中穴前約 10 公分處，站約 1 ～ 3 分鐘。

在傳統醫學、氣功學裡叫做吞嚥津液、吃人參果，讓裡氣、外氣合而為一。

接著開始做靜磁場感應，兩手指尖朝上，掌心相對，距離大約 10 公分，然後保持不動擺放在胸前膻中穴前或頸胸前，慢慢就會感覺到手掌有氣、有磁場的感應。

站約 1 ～ 3 分鐘，當然能夠久站最好，站得越久、功效越好。但是不可勉強，應循序漸進、量力而為，持之以恆最為重要。

如果無法久站，坐著進行也可以，或是站完再坐都行。一切順其自然，不要勉強，結束後就可以搓搓手、散步行功。

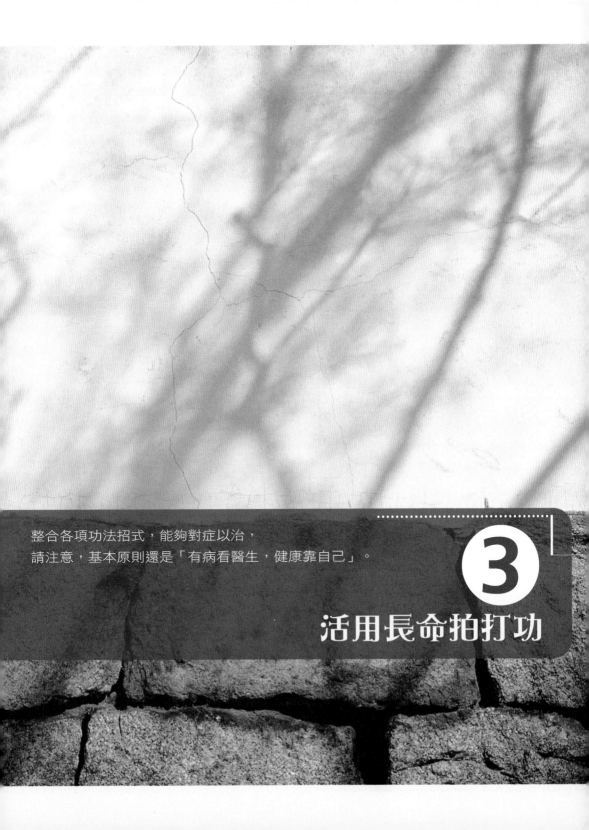

整合各項功法招式，能夠對症以治，
請注意，基本原則還是「有病看醫生，健康靠自己」。

3

活用長命拍打功

## 憂鬱症

「第四式→叩頭醒腦萬事通」加「第十一式→前八卦轉小乾坤」。

憂鬱症一般多因負面思考而產生。思考在頭部，常聽人抱怨「想得頭都痛了！」因此要先活絡頭部氣血、放鬆頭部，不讓氣血瘀結在頭。再者，鬱悶（卒）多糾結在胸部心窩，造成胸悶、胸痛等症狀，所以活絡胸部氣血、放鬆胸部同樣重要。歡迎參加免費練功班，搭配「獅子吼」基礎發聲功，效果更好。

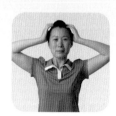

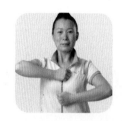

「心病還要心藥醫」，習練的同時，心裡盡量想著快樂的事情，如果想不出快樂的事，反覆默唸「快樂」兩字，也有一定的功效。只要暫時沒有「負面思考」，持之以恆、循序漸進，自然能有所改善。日常生活要盡量保持樂觀，負面、悲觀的訊息、影劇、電影、電視盡量少看。例如日本海嘯之類的新聞，絕對不適反覆觀看，因為這也會影響情緒。

## 塑身調理

想減那裡、就減那裡，以正確的手法力道持續拍打局部是「治標」，以「氣功拳」長期持之以恆適度拍打「第十二式→大乾坤上下齊功」的「中焦——肝膽脾胃」，亦即胸部乳頭下至平肚臍，則是「治本」。

依據傳統醫學的健美觀來看，健康的美麗，才是真美麗。而身材走樣是指該瘦的地方，不瘦；該胖的地方，不胖。走樣的部位就是「氣血瘀塞」之處。因此，針對該處以正確的手法力道持續拍打局部，可以疏通活絡該部位的氣血循環，氣血通暢了，原先缺乏營養的地方自然「豐腴」，而脂肪、肥肉堆疊之處，瘀塞祛除了，也就自然「苗條」，

回復該處應有的健康美麗。

　　不過這些都只是「治標」，因為「局部的阻塞」，大多有著「源頭障礙」的影響。溯本追源，傳統醫學認為肝膽主脂肪，脂肪的過度積累與「肝膽」功能的不足有關，所以強化肝膽的功能，便可分解脂肪的囤積；脾胃主肌肉，肥肉的過度堆疊與「脾胃」功能的不足有關，所以強化脾胃的功能，便可活絡肌肉的氣血而不至於過度肥胖。

　　真正的保健、減肥、塑身調理方法，最簡單、最有效，也最經濟的方式就是運動，而正確的運動最為重要。只要持之以恆、標本兼治，就能皇天不負苦心人，「又瘦又美麗」，自然得到真正健康美麗的魔鬼身材。

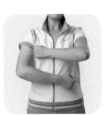

## 頻尿、尿失禁；
## 婦科（經前症候群、經痛）、男科（強腎強精）

　　傳統醫學認為「腎臟」是「泌尿、生殖」功能好壞的主要器官，因此強化腎臟功能，促進腎臟的氣血通暢，是「治本之道」。

　　正確拍打「第十三式→腰腎命門先天功」以及「第十四式→泌尿生殖薦尾功」，有治本之功效。適度拍打「第十二式→大乾坤上下齊功」的「下焦——膀胱、子宮、卵巢、泌尿生殖器官的周邊」，肚臍下至「恥骨」及大腿根部、腹股溝、鼠蹊部之處，加上「第十七式→丹田神闕延壽功」的肚臍周邊及小腹部，則是為「局部治標」。

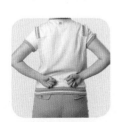

　　如此持之以恆、標本兼治，保健調理的效果自然明顯。記得早期在南港社區大學教「長命拍打功」時，有位 72 歲的老學員，長期受到頻尿、攝護腺肥大病症所苦，除要求他「有病看醫生」繼續診治，也鼓勵他「健康靠自己」，循序漸進、持之以恆地

勤練長命拍打功，三個月過後，結業時他分享心得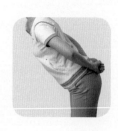
說，原本晚上約一小時要起床上一次廁所，現在一
晚上平均只要起床一次，真是快樂無比。另有一學
員非常孝順，上課後，特別買了一本《長命拍打功》
寄給住在楊梅的婆婆，請她照著隨書附贈的光碟片，
每天練一遍 18 分鐘的「全套動功」，並稍加強上述四式。同樣大約三
個月時間，原先有尿失禁而需要包尿布的婆婆，慢慢可以自己控制，
不需包尿布了。上述見證，不勝枚舉。

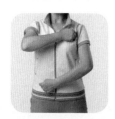有個具體的比喻很能讓普羅大眾心領神會：我
們把氣球吹氣，讓它鼓脹後再鬆開洩氣，如此反覆
兩三次，會發覺氣球變形、鬆垮，無法回復原來的
彈性，這種物理現象稱為「彈性疲乏」。同樣的，
我們的膀胱就像氣球，從出生開始便不斷地蓄積尿
液，積滿了、脹大了，然後排尿，如此反覆，周而復始，久而久之就
「彈性疲乏」，造成膀胱無力。若是膀胱無力就無法很正常、完整的
把尿排出，於是慢慢會有積尿，久了就容易頻尿。若不善加醫治調理，
再加上「不當憋尿」等傷害，嚴重時會尿失禁，需要包尿布，成了「包
大人」。

局部的拍打有如「膀胱 SPA」、「膀胱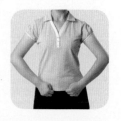
CPR」，天天促進該處的氣血循環，自然能讓它功
能復甦。子宮、攝護腺、腎臟的復甦機理也很類似。
因為膀胱屬於泌尿器官，而男科、婦科最基本的臟
腑則是腎臟，所以腰腎命門先天功可以說是治本，
然後在相對應的周邊以及痛點做拍打，這樣就是標本兼治的一個最好
的調理方法。

## 豐胸翹臀

　　現代的年輕人大多身型走樣，「前不凸、後不翹」，缺乏年輕人應有的朝氣，中老年人就更等而下之。主要的原因是台灣地小人稠，休閒運動空間有限，加上生活壓力以及電子科技的發達與快速更新，許多人從小就成為「宅男、宅女」，長期姿勢不正或過度疲累所造成。因此，只要「調整姿勢、適度運動」，就會有很好的改善效果。

　　但是這種現象多屬長期習慣的累積，一旦習慣已成、積習難改，就必須先從心理徹底分析，了解形成的原因以及原本該有的體型與現時狀況有何差異，才能從個人根本的姿勢加以改變。如此再配合簡易有效的對症氣功功法，每天每次 3-5 分鐘，循序漸進、持之以恆，養成良好的「姿勢習慣」，自然就會改善走樣的身型。

　　現在不妨立刻試試如此簡易、即刻見效的功法，馬上站起來，側面對著穿衣鏡或能夠看到全身的反光玻璃，僅僅是調整「姿勢」，保證讓你驚訝到瞠目結舌。對著鏡子先仔細看看自己現時的「自然身型」，然後深吸一口氣，以免被即將看到的不可思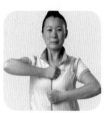議的美姿美儀所驚嚇。吸氣的同時，挺胸、輕收小腹，臀部就會自然翹起，若再稍提肛門並夾緊臀部，馬上會看到鏡中自己「前凸、後翹」如魔鬼般的身材馬上顯現。但是隨後放鬆挺胸，立刻就回復「彎腰駝背」、「前不凸、後不翹」的「土石流」身材，這時你才會相信改變身型竟是如此簡單與必須。

　　沒了疑惑、有了信心，接著就要開始練功。最主要的功法是「第十一式前八卦轉小乾坤」，操練時，注意姿勢調整是必須的，「挺胸，輕收小腹，自然翹臀，稍提肛門、夾緊臀部」。此外操練時，一定要注意抬高兩肘，兩個手臂像鳥的翅膀一樣「上下鼓動」，這樣則兼有「聚胸、提胸」，袪除「蝴蝶袖」的功效。

## 腳膝無力

可加強「第十三式→腰腎命門先天功」、「第十四式→泌尿生殖薦尾功、「第十五式→足三陽強腿筋骨」，以及「第十六式→足三陰充盈骨髓」。

人的衰老從腳開始，俗話說：「樹老根先枯，人老腿先衰」，此外「人老腿先知」。所以腳膝無力、腿腳沒有原先的靈活方便，就是一般人步上衰老的最早特徵，也是人衰老的警告信號。稍微多走點路、爬點樓梯，就氣喘吁吁、腳痠脹麻，做點事或站久了就腰痠腿痛，平時或夜晚容易腳抽筋，腳膝髖關節腫脹疼痛、靜脈曲張等等，都是腳膝衰老的常見症狀。

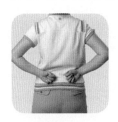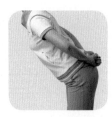

腳膝部的神經、血管功能傳輸的最大樞紐就是腰部，所以首先要治本，必須以第「十三式腰腎命門先天功」加「第十四式泌尿生殖薦尾功」強化腰臀部的功能、疏通、活化腰臀部的氣血，對於腳膝氣血的循環有最大的助益。然後再以「第十五式足三陽強腿筋骨」和「第十六式足三陰充盈骨髓」加強局部。

依據我國傳統醫學經絡學說，腳部有六條經脈，外側三條屬陽，所以稱為「足三陽」，分屬胃、膽、膀胱三個臟腑；腳的內側同樣也有三條經脈，因為在陰面所以稱為「足三陰」，分屬肝、脾、腎三個臟腑。我們藉由蹲下去、站起來的物理動作，再加上拍打相應的經脈。同時活化、暢通經脈的氣血，當然對於腿、腳、肌肉、筋骨都有舒暢氣血的功效。

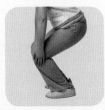

在這裡一定要注意的就是循序漸進、持之以恆，一天不需要多做，也不要一開始就做得很強硬，而

是必須依據每個人不同的身體狀況、體能來做，譬如說有些年紀稍大，腰腿無力的人，或是膝腳部曾經受傷的人，只要稍微蹲下就會疼痛，因此只要蹲到稍稍疼痛的那個高度、或一個角度即可，絕不要勉強繼續下蹲。身體狀況不佳的人習練此式，尤其需要注意安全，甚至在旁邊還有扶手的地方（例如桌子、椅子）或是由家人攙扶，循序漸進，一天一分、一天一釐的慢慢進步，持之以恆，自然日竟其功。

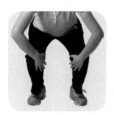

## 預防感冒、美白肌膚

「第十一式→前八卦轉小乾坤」、「第五式→開天鳴鼓耳鼻聰」，以及「第十七式→丹田神闕延壽功」。

日常生活中因為運動量不足，營養不均衡，現代人的抵抗力越來越弱，動不動就感冒、流鼻水、咳嗽、發燒等，尤其是小孩。依據我國傳統醫學的臟腑學說，肺臟是呼吸器官的最主要臟腑，主皮毛，因此這也是傳統醫學預防感冒、美白肌膚最重要的

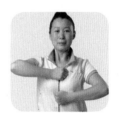

器官。「第十一式前八卦轉小乾坤」在前面胸部做八卦式的運轉拍打，就是要促進活化胸部的心肺功能，因為「心主血、肺主氣」，促進全身的氣血循環，自然會增加全身的免疫抗病功能，尤其是肺臟的功能加強，可直接事先防禦罹患感冒，屬於「治本」、「預防重於治療」的保健調理。

然後以「第五式開天鳴鼓耳鼻聰」輕輕拍打我們的頭面部、眼睛，尤其要加強鼻子部位，因為「肺開竅於鼻」，如此我們就不容易感冒流鼻水。再其次，以「第十七式丹田神闕延壽功」加強大腸的蠕動，增加大腸的排泄功能。依據傳統醫學臟腑理論，肺與大腸相輔相成，

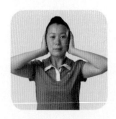
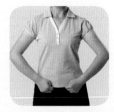

大腸就在丹田神闕，也就是我們的下腹、肚臍下的這個部位，「增強大腸的蠕動功能」、大便暢通了，對於預防感冒、美白肌膚都有很大的助益。大腸排便的功能好，體內就不易瘀積毒素，皮膚也就不會長青春痘，因為皮膚也是呼吸器官，佔有呼吸功能約 16%，所以皮膚的功能佳，呼吸器官和功能都會大幅提高。因此，肌膚的美白與「肺、大腸」有直接的關係，這可是「傳統醫學民間療法」的強項。

## 老人痴呆

「第四式→叩頭醒腦萬事通」、「第十三式→腰腎命門先天功」、「第十四式→泌尿生殖薦尾功」、「第十五式→足三陽強腿筋骨，以及「第十六式→足三陰充盈骨髓」。

凡走過，必留下痕跡。歲月流逝、年華漸老，先天的腎氣功能會越來越弱，並且容易造成頭部氣血循環的不順暢。簡單的說，身體的每一組織、系統、臟腑器官，甚至每個細胞裡都有血管，擔任著輸送血液、促進氣血循環的功能。年輕時，各項機

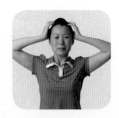

能都比較正常，但血管就像日常生活中使用的橡皮水管，用久了，管壁會沾黏一些污垢，逐漸增厚，一方面相對的管壁越來越狹窄，另方面管壁的毛細孔阻塞，漸漸地無法正常呼吸而失去

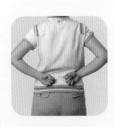

彈性，久而久之，容易自行碎裂或剝落。此外，血管漸漸阻塞而使管壁口徑越來越小、越來越沒有彈性，會造成血液循環障礙，相對應的部位就容易產生病變。尤其是頭部，因為腦是人體的神經中樞，

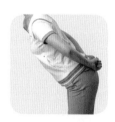

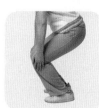

而且腦血管最是細微且最為重要，問題嚴重時會發生腦血管阻塞、破裂等中風病症，影響生命安全。若是氣血不通、營養不良，長期下來則容易罹患老人癡呆等症狀，頭腦昏沉，記憶力快速喪失。

　　預防與保健要越早開始越好，因此「第四式叩頭醒腦萬事通」非常重要，算是局部加強。我們輕輕的以指尖、指腹或整手掌鬆掌來拍打全頭部，有活化氣血、提神醒腦、紓壓的功效，不過千萬注意「用氣、用勁、不用暴力」，絕對不可使勁拍打，就像是「彈棉花」一般的輕鬆不用力，效果最佳。

其次，用「第十三式腰腎命門先天功」拍打先天之本腰腎命門，也就是腰部和在肚臍正後方的「督脈－命門穴」，輕輕拍打這一部位能起到活化氣血、強壯腰腎的功能。在拍打腰部時，要特別注意力道，因為這裡是身體最重要的臟腑之一「腎臟」的位置所在。另外，此處臨床上，許多人在不打時都會疼痛，尤其是中老年人「年老腎衰」，所以應當更加小心出力。開始時輕輕拍打，然後慢慢加力，如果會痛就減輕力道，之後再慢慢加力，循序漸進、持之以恆，才是正確的拍打原則與手法。

　　接著再做「第十四式泌尿生殖薦尾功」、「第十五式足三陽強腿筋骨」以及「第十六式足三陰充盈骨髓」，可強化腳勁、預防衰老，避免「人老腳先衰」，拍打的手法及注意事項跟前面相同便不再贅述。

## 肩頸僵硬、痠痛

「第六式→大椎關通全身鬆」加「第七式→脾膽貫穿去憂思」。

現代社會工作繁忙、壓力沉重，多數人長期使用電腦、操持家務，而且姿勢不正確、用力不當，幾乎十個有九個會有肩頸僵硬、痠痛的症狀。肩頸是頭部跟整個軀體聯繫的最主要通道，脊椎支撐著整個頭部，在西方醫學中是一條非常重要的中樞神經通道，而依據我國傳統醫學經絡學說也同樣重要。頸部前面有「任脈」，後面屬於「督脈」的範疇，同時也是「大腸、膽、膀胱、心包、三焦、小腸、胃」等經脈的通道，因此疲累及壓力最容易在此部位造成阻塞，產生僵硬痠痛的症候。

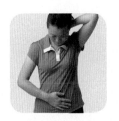

身心的放鬆，是根本之道，我們可先用「第六式大椎關通全身鬆」，藉由正確的鬆掌拍打手法，活化、放鬆大椎，此為頸肩部最大的一個脊椎骨，頭向前俯，約平肩處特別突出的脊椎骨就是，也是督脈的大椎穴。我國有句古老的說法：「肩頸一鬆全身鬆」，輕拍此處最能放鬆全身，切忌，若是貪圖速效，使勁「用力拍」，頭兩次可能有快速感到輕鬆的效果，但很快就會回復緊繃的狀況，接著一次比一次力道要更重、更大力，才會感到暫時有效，但肩頸處會更加緊繃、僵硬，甚至形成腫脹硬塊的肌膚纖維化。其次用「第七式脾膽貫穿去憂思」，在我國傳統醫學學理中，脾主憂思，肝膽主情緒的壓力，此式能強化脾臟肝膽的反射區以及它的經脈，對於情緒引起的肩頸僵硬、痠痛有很好的調理功效。

當然，若輔以正確的刮痧拔罐（請參考聯經出版《刮痧拔罐健康法》），更有立竿見影的調理效果，但要注意絕對不是使勁用力，刮到「齜牙咧嘴、烏漆抹黑（微血管破裂）」的錯誤刮痧。

# 過敏體質（鼻子）

「第十三式→腰腎命門先天功」、「第五式→開天鳴鼓耳鼻聰」、「第十一式→前八卦轉小乾坤」，以及「第十七式→丹田神闕延壽功」。

過敏（allergy）源自希臘文 allo 和 ergos 二字，意思是「不正常的反應」。最常看到的是許多人只要氣候變化或吸入灰塵，就會引發噴嚏連連、流鼻水、流眼淚、鼻塞和眼睛充血等症狀，得不斷地擤鼻涕、包水餃，尤其有越來越多的孩子「勇猛的」加入這個行列，看著令人「心痛滴淚」，這就是大家都知道的過敏性鼻炎。其他還有常見的氣喘、過敏性結膜炎、異位性皮膚炎等等，也都屬於「過敏體質」所罹患的疾病。

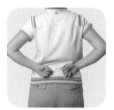
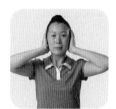

如果能夠越早掌握「有病看醫生，健康靠自己」的基本原則，保健調理以及預防都能有很好的效果。過敏體質依據我國傳統醫學理論，主要是腎臟先天氣血的不足，加上後天生活壓力以及接觸環境所引發，尤其是先天體質不佳，生活中又不斷有情緒壓抑的影響，久而久之容易形成過敏體質。還有經常感冒的人，如果不注意保健調理，也很容易積累形成過敏體質。

所以，首先以「第十三式腰腎命門先天功」，活化腰腎命門的氣血循環，此為最主要的治本之方，然後再以「第五式開天鳴鼓耳鼻聰」，針對我們過敏的眼睛、鼻子、耳朵等部位，

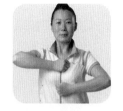

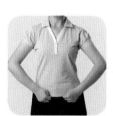

用鬆掌拍打法或以手指、指腹輕輕做局部性的拍打，這對不同過敏的局部反應有很好的調理功效。其他還可搭配「第十一式前八卦轉小乾坤」加強肺臟及心肺功能，以及「第十七式丹

田神闕延壽功」促進大腸功能，對於跟呼吸器官較為有關的過敏現象，例如過敏性鼻炎、氣喘、異位性皮膚炎等，也都有著加強輔助調理的功效。

## 3 媽媽手、三十腕、腕隧道症候群

可用「鬆掌拍打法」拍打身體任何不適部位，加上「第一式→九指神功開井穴」（尤其是加強其中的第七項「腕背陽池內分泌，腱鞘囊腫此為功」）以及「第三式→扭腰轉臀沖任督」。

以往經常看到媽媽們不時出現手麻、疼痛等症狀，只要甩甩手就會比較舒坦些，但是久了甩手也沒什麼效果，而且到晚上會更嚴重，有時還痛到醒來。生活上也因此產生許多困擾，像是無法扣鈕釦，手上的碗或杯子突然握不住而掉落，扭個毛巾就痛得哇哇叫、無法使力，這些症狀民間稱做「媽媽手」，也叫「三十腕」，因大多好發於這個年齡的媽媽們而得名，女性和男性的比例為 10：3，而到醫院診治時，病歷大多寫著「腕隧道症候群」。

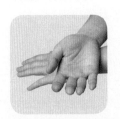

此症狀如果不善加保健調理，很容易就延續發展出完整的「四十肘、五十肩」。近年來，加入此一族群的人數日益壯大，特別是年輕學子，另外還有長期使用電腦的「電腦族」，騎乘交通工具或休閒運動的「摩托車族」、「腳踏車族」等，都是長期用手不當、持續某個動作或姿勢、經常保持一個僵硬用力的狀態，以及不當過度使力，造成這個部位氣血循環的不順暢。

我們都知道「預防勝於治療」，因此平常可將「鬆掌拍打法」做為起床後、動手前的「暖身運動」，例如起床要刷牙時，先用兩手「鬆掌、輕鬆」交互拍打腕部 3-5 秒，或在做家事、打電腦、騎車、工作前先拍打 1-2 分鐘，並且平時多用「鬆掌拍打法」拍打身體任何不適的部

位。或者也可以幫家人親友拍打，在拍打中相對得到自己的手部整個手掌及腕關節、還有指掌關節的放鬆，並且有牽引到肘、肩運動的功效。

其次，針對好發部位，再加強「第一式九指神功開井穴」的第七項「腕背陽池內分泌，腱鞘囊腫此為功」。依據傳統醫學經穴學說，腕背屬於「三焦經－陽池穴」，主內分泌，而自我檢測及預防保健的最簡易有效方法，就是相對「輕鬆拍打」，若在這裡輕輕拍打就會痛，這就是「不通則痛」，屬於經絡氣血阻塞。只要每天掌握要領，持之以恆、循序漸進地「輕鬆」拍打，就能活化、暢通這個部位的氣血。當然，如果除此之外能將「第一式九指神功開井穴」的九個動作都做一次，並且針對做某個動作會產生不適的地方，適當地多加拍打，效果就會更佳。

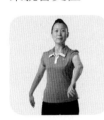

另外，「第三式扭腰轉臀沖任督」的雙擺手，雙手完全不出力，隨著扭腰而左右擺蕩，就像小孩玩的「搏浪鼓」，轉動中軸，兩條細繩線頂端栓著小珠子的手臂就會輕鬆擺動而「咚咚咚」地敲擊鼓面。只要掌握這個竅門，就能對雙手掌、指、腕、肘、肩關節的不適有良好的預防保健，讓身體暢快無比。

有一特殊見證：中壢社大某學員為了幫辛苦工作的老公保健，報名參加「吳長新整合療法（手足按摩、長命拍打功）」，天天幫老公按摩、拍打。三個月後結業時做見證，竟然是她自己的手指僵硬、類風濕關節炎（已稍變形）、媽媽手都好了，同學跟她開玩笑說，真是好人有好報。

## 睡眠品質

　　「第四式—叩頭醒腦萬事通」、「第六式→大椎關通全身鬆」、「第七式→脾膽貫穿去憂思」、「第十三式→腰腎命門先天功」、「第十四式→泌尿生殖薦尾功」、「第十五式→足三陽強腿筋骨」，以及「第十六式→足三陰充盈骨髓」。

　　「吃、喝、拉、撒、睡」，是人保存生命的最基本生理需求。人的一生有將近三分之一的時間花在睡眠上，可見得睡眠多麼重要，因此睡眠品質對於身心靈的健康影響至關重要。

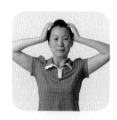
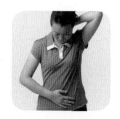

　　睡眠品質不好就是一般所謂的「失眠、淺眠」，簡單的說就是晚上睡不好、不好睡，或是翻來覆去、無法入眠，有些人是半夜醒來就沒有辦法入眠，還有些

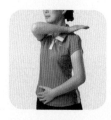

人「睡是睡了」，但整個晚上都好像一直在看連戲劇，起床後只有一個字「累！」。這一類的情況，依據我國傳統醫學理論，大部分是因為「思慮過度」所引起。試舉一例，當我們年紀小的時候，多半累了就睡，睡到自然醒，不然很難叫醒。但小學時大多每學期有一夜會睡不好，那就是「遠足」的前一夜，晚上會不斷興奮地想著明天怎麼玩、跟誰一組、有什麼好吃的、跟誰交換？真的是「一夜難熬終天明」，不用爸媽「叫死活」，自己會自動起床，打理一切，然後一溜煙的「上學去」，這也就是所謂「日有所思，夜有所夢」。年齡漸長，更是經常如此，再加上生活中不全然是小孩遠足般的快樂事，轉換成的是學

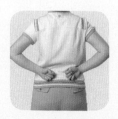
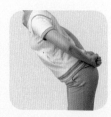

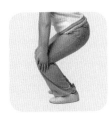

業、感情、職業、經濟、生活等壓力，久而久之，長期的憂思會傷脾，造成「多夢紛紜」的症狀，也就是整夜「看影片」的情形。若未善加保健調理，就易傷肝、傷腎，導致「半夜醒來睡不去」，或是「夢魘不寧」惡夢連連。

知道原因，保健調理就有了方向。首先可用「第四式叩頭醒腦萬事通」來活化、疏通整個頭部的氣血，讓整個頭部放鬆，不要過度的思慮，同時用「第六式大椎關通全身鬆」，放鬆頸肩部，所謂「肩頸一鬆全身鬆」。其次用「第七式脾膽貫穿去憂思」，針對相關經脈、反射區適度加強刺激，活絡氣血循環。再來使用「第十三式腰腎命門先天功」、「第十四式泌尿生殖薦尾功」、「第十五式足三陽強腿筋骨」，以及「第十六式足三陰充盈骨髓」，加強整個身體的氣血活化，尤其是腳部，腳部的氣血活化了，就不會有「頭重腳輕」的現象，也就不容易睡不著了。

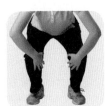

## 冰山美人（手腳冰冷）

「第一式→九指神功開井穴」、「第十一式→前八卦轉小乾坤」、「第十三式→腰腎命門先天功」，再加每天一次全套約18分鐘，效果更佳。歡迎參加免費學功班，搭配「獅子吼」基礎發聲功，稍練1-3分鐘，頓時身體發熱，氣血活絡，效果更好。

電視上有個廣告非常傳神，頗能引起大眾會心一笑：感冒發燒時，抓起旁邊手腳冰冷的美人手，當做「冰枕、冰棒」來退燒、冰鎮，因此稱手腳冰冷的女生為「冰山美人、冰棒美人」。如何拒當「冰山美人」，首先要瞭解形成的原因，才能對症調理，收事半功倍之效。

手腳冰冷並不算一種疾病，而是一種身體寒熱失衡的症狀，和心

臟血管有很大的關係。血液攜帶氧氣由心臟發出到全身，氧經過燃燒產生熱能，手腳才會溫暖。一旦心血管系統的功能出現障礙，就會影響血液運行輸送，造成手腳冰冷的情形。除此之外，交感神經功能出了問題、自律神經功能調節不順暢、血糖太低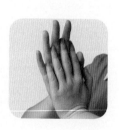或低血壓、壓力過大，或是衣物不夠保暖等等，都會使得氣血循環不好、新陳代謝率差，造成末梢神經氣血循環的不順暢。

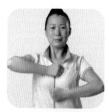

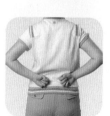

　　手腳冰冷，基本上是末梢氣血不通、心肺功能不好，整個身體氣血循環不順暢，因此，最基本的保健調理就從手腳開始。「第一式九指神功開井穴」，九個手部動作最為對症，操練時特別要落實「五趾抓（扣）地」的重要性，如此才能同時促進「手足」末梢氣血的循環。大部分人在練氣功或運動時，都只注意手部的動作、手部的氣血循環，而疏忽了腳部的動作、腳部的氣血循環。「五趾抓（扣）地」是我國氣功的強項，祖先非常偉大的發明，若未能好好傳承，殊為可惜，特別在此詳述、訴諸文字更能有效傳承，方法簡單、易行有效並有學理依據。手部練功的同時，腳趾頭稍微向下出力、抓著地面，此時因為手在動，牽引整個身體在動、在搖晃，而腳趾頭抓著地面跟著身體搖晃，自然牽引著腳趾頭也一起（一鬆一緊）運動，利用自然律動按摩腳趾頭，就會帶動下肢末梢氣血的活絡及循環。更特別的是，依據我國傳統醫學經絡學說的理論，腳趾是全身一半臟腑（脾、肝、胃、膽、膀胱、腎）經脈的起點，而手指是全身另一半臟腑（肺、大腸、心包、三焦、心、小腸）經脈的起點，如此一來，不僅手足末梢，包含全身臟腑經脈的氣血都活絡了，對於手腳冰冷的症狀自然能有最好的保健調理效果。

　　再來「第十一式前八卦轉小乾坤」針對心肺功能直接強化，可算

是治本的調理。接著以「第十三式腰腎命門先天功」強化腰腎功能，對整個下肢的氣血循環有很大的功效。此外，最好每天做一次全套18分鐘的「長命拍打功」，因為末梢氣血的不順暢，整體看來還是全身氣血功能不佳所造成，所以手部＋腳部＋心肺＋腰腎＋全身氣血循環的活絡，自然對於「手腳冰冷」的預防保健，有著標本兼治的絕佳調理功效。

# 更年期

「第一式→九指神功開井穴」的第三項「指尖掌跟相叩擊，針刺療去手腦通」和第七項「腕背陽池內分泌，腱鞘囊腫此為功」，加上「第二式→抖濁去瘀回春功」、「第十三式→腰腎命門先天功」，以及「第十九式→陰陽和合乾坤轉」。

「更年期」男女皆有，而非僅為女性專利，但一般女性最為明顯，約在40-50歲間，突然警覺情緒不穩定，並且伴隨著臉潮紅、盜汗、眩暈、焦慮、失眠、皮膚乾燥等生理變化及不適症狀，這些統稱為「更年期症候群」。

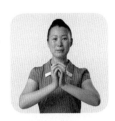

西方醫學認為這是女性賀爾蒙逐漸衰退的過度期，因此施以補充賀爾蒙的療法，而我國醫學認為是「天葵將竭」，腎水不足、腎氣漸衰（《黃帝內經・素問第一・上古天真論》）的影響，要順其自然，慢慢調整飲食、身心，使陰陽氣血、生理狀況重新達到另一個平衡狀態。所以，養成良好均衡的飲食習慣、適當的運動、休閒和愉悅的心情最為重要，只要這一階段調適得宜、順利度過，往往都會成為健康長壽的高齡長者。

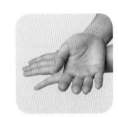

值得一提的是，男性朋友因為沒有月經等激素

影響，所以「更年期」的現象較不明顯，依據個人經驗，提供一個另類觀察指標供讀者參考，就是平時沉默寡言者，突然間轉變為嘮嘮叨叨；或平時嘮嘮叨叨者，突然間轉變為沉默寡言、陰陽怪氣，仔細觀察，八九不離十是「更年期」報到也。

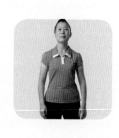

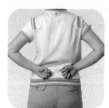

「第一式九指神功開井穴」的第三項「指尖掌跟相叩擊，針刺瘀去手腦通」非常重要，首先以促進手足末梢氣血的活化來帶動全身氣血的通暢，再者指尖是全身所有臟腑經絡的起點，在「手足推拿」也是人體的頭部反射區，而指腹羅紋面中點恰為「腦垂體」反射區，屬內分泌總管，輕輕叩擊、仔細體會，若有像牛毛般細細的針刺感，就是末梢氣血瘀塞。掌根是「心包經－大陵穴」通過之處，可做為針對內分泌的均衡與潮紅的調理，持之以恆地輕鬆拍打，大約十天半個月，這種「指尖如牛毛般的刺痛感」會漸漸不見，慢慢會感覺整個手、腳、頭都輕鬆了。

另外加上第七項「腕背陽池內分泌，腱鞘囊腫此為功」，兩手掌背相互輕鬆拍打，若感到某處特別疼痛，則此處有瘀塞而需加多拍打次數，但不要加力道，

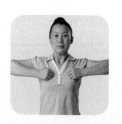

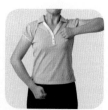

同樣的持之以恆，短期內就會改變。一般婦女隨年齡漸增，仔細觀察手背多會變樣、越來越難看，乾枯萎縮、掌骨間縫隙深陷、青筋暴露如青青山脈，持續拍打掌背不僅能活化內分泌，而且對此處有很好的美容效果。

除此之外，「第二式抖濁去瘀回春功」特別重要的是「更年期症候群」幾乎包含了所有身心的症候，因此全身的臟腑、系統、器官，包括每一個細胞都要促進新陳代謝的功能。做這一式時要特別注意全

身放鬆，不斷想著五臟六腑放鬆了，胸部放鬆了……如此才能達到最大的功效。

　　再者，「第十三式腰腎命門先天功」有針對腎水不足、腎氣虛的復甦功能，而「第十九式陰陽和合乾坤轉」可促進活化全身氣血，舒緩放鬆整個人的身心。

## 不孕

　　「第十七式→丹田神闕延壽功」、「第十三式→腰腎命門先天功」、「第十四式→泌尿生殖薦尾功」、「第十五式→足三陽強腿筋骨」，以及「第十六式→足三陰充盈骨髓。

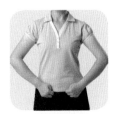

　　監查院院長王建煊和妻子蘇法昭膝下無子，夫妻兩都認為這是上帝的安排，將心比心、推己及人，日前公開宣布賣屋成立「無子西瓜社會福利基金會」，專門照顧沒有兒女照顧的老人，令人敬佩。雖然「不孝有三，無後為大」的古板理論早已過時，少子化是新趨勢，但仍然有許多夫妻想要生下自己的孩子，完成這一世的教養工作。因此，「不孕症」成了一個困擾社會、家庭的實際問題。

　　在西方國家，幾乎所有醫學院校及較大的醫院均設有生殖醫學中心診治不孕症，患者成千上萬。自 1978 年英國第一例試管嬰兒誕生，目前世界上已有數萬例的試管嬰兒。試管嬰兒是「不孕症」患者的一

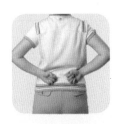

大福音，但經費、醫療資源以及人力消耗，都是非常沉重的負擔。如果能在此之前，利用「長命拍打功」等傳統醫學整合療法保健調理，將一些僅是體質不適、氣血不暢等因素加以改善，就能自然、安全的懷孕、生產，何樂而不為。

　　簡單的說，生育的基本條件，最為重要的是男女雙方的受精卵能

在子宮順利著床，猶如秧苗插入秧田培育，才能受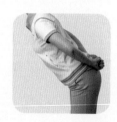
孕發育，接著就是善加培育，直到「瓜熟蒂落」。
在教學生活中，經常遇到許多患者歷經中西醫學診
治，男女雙方都沒相關身體上的疾病，但百般努力
就是不孕，經過傳統醫學整合療法的診察，發現原
來是民間最為流行的一句閩南話「冷底」（寒性體質）所造成，經過
保健調理，大多遂其所願，翌年生出一個健康的寶寶。

　　「冷底」造成的原因，大概可分為遺傳性的寒性體質，以及後天
不良生活習性所造成。從小到大，過度食用寒性水果或蔬菜和冰品，

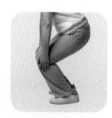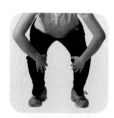
以及生活環境寒濕、長期感冒未
善加調理、身體某些經絡瘀塞，
還有缺乏運動等原因，都會造成
氣血不通，影響受精卵的著床及
正常培育。因此「第十七式丹田
神闕延壽功」特別重要，先輕鬆拍打做「子宮 SPA」，活化疏通卵巢、
輸卵管的氣血。接著做「第十三式腰腎命門先天功」以及「第十四式
泌尿生殖薦尾功」，因為腰腎為先天之本，亦是生殖功能最重要的臟
腑。再來以「第十五式足三陽強腿筋骨」和「第十六式足三陰充盈骨髓」
加強下肢運動，通暢全身經脈、氣血活絡，自然子宮就容易受孕。

## 中暑

　　「第六式→大椎關通全身鬆」、「第十三式→腰腎命門先天功」、
「第四式→叩頭醒腦萬事通」，以及「第十一式→前八卦轉小乾坤」。

　　世界的氣候越來越詭異，台灣今年也特別炎熱乾旱，三、四月的
氣溫就經常高達二、三十度，真的是「熱昏頭、熱死人了！」。熱，
還真能讓人頭昏腦脹，甚至喪失寶貴的生命。

中暑是夏天酷暑炎熱之季最常見的溫病急症，
症狀為突然高熱、頭暈眼花、頭痛、煩燥口渴、想
吐、胸悶、心慌、呼吸短促、汗出、手腳酸軟、身
體疲倦、精神萎靡不振，嚴重時會有躁鬱神昏、暈
倒、抽搐等現象，甚至有可能肝腎衰竭、死亡。好

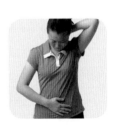

發族群通常不拘年齡、性別，但大多是年老體衰、慢性疾病、產婦、
體濕肥胖者，這些人平常就身體虛弱、正氣虧虛、脾胃機能不足。此外，
年輕力壯者，若是睡眠不足，或是因工作過勞、長途跋涉、飢餓疲倦
等而過度疲勞，也有可能發生。

中西醫學在這方面的基礎理論相似。西方醫學認為：環境溫度持

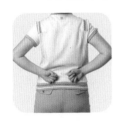

續升高，循環系統調節障礙，導致體溫調節中樞功
能失調，不能維持體內恒溫，進而造成水分、電解
質及體液的酸鹼質平衡紊亂，因此中暑是中樞神經
與心血管系統功能失調所引起。我國傳統醫學的說

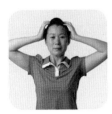

法則為：凡暑熱邪氣外襲，人體正氣不足，陰陽氣
血失去平衡，是中暑發病的重要原因。兩者都脫離
不了「物必先腐，而後蟲生；內虛感外邪。」

「第六式大椎關通全身鬆」中的「大椎」，位
處中樞神經與督脈的最重要通道，有特別好的調節
自律神經、退燒等功效。「第

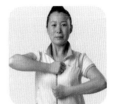

十三式腰腎命門先天功」可以補腎水，加強調理全
身的排濕利水功能；而「第四式叩頭醒腦萬事通」
能提神醒腦，調理頭昏腦脹與頭痛；「第十一式前
八卦轉小乾坤」則可強化心肺功能。中西醫學都認
為中暑與心有關。我國傳統醫學認為中暑的病位是在心，因此有「暑
熱犯心」之說。西方醫學則認為中暑是由於處在高溫環境中，身體為
適應散熱所需，擴張皮膚毛細血管而使血管舒縮調節受阻、心搏出量

減少，終至影響整個心臟血管系統的循環而陷於衰竭。

我國傳統醫學自古以來特別重視「雜合以治」，也就是西方醫學所謂的「雞尾酒療法」，兩者均稱為「整合療法」。活用長命拍打功是整合療法的最好例子，針對特定病症調理保健，不僅只是一招半式，而是兩式以上的整合。除拍打外，中暑也是我國傳統醫學民間療法——刮痧的強項，若是將拍打輔以正確的無痛刮痧，更有立竿見影的效果。

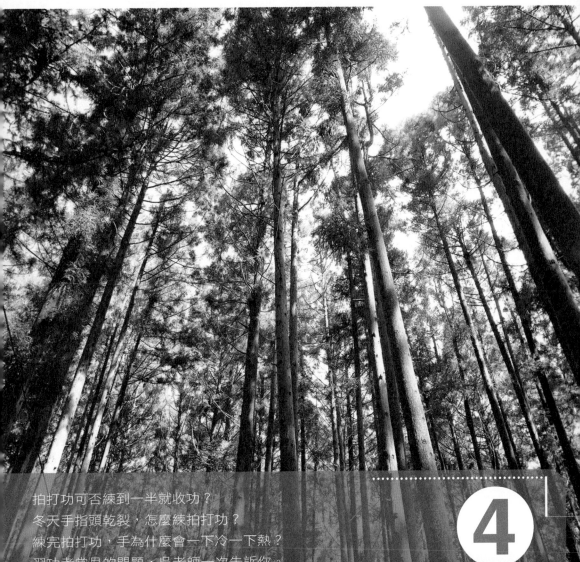

拍打功可否練到一半就收功？
冬天手指頭乾裂，怎麼練拍打功？
練完拍打功，手為什麼會一下冷一下熱？
習功者常見的問題，吳老師一次告訴你。

長命拍打功 Q&A

4

Q: 因車禍而傷到肩膀使雙手無法正常穿衣服，用拔罐清除痛點及練拍打功，是否可讓雙手正常活動？

A: 因車禍而傷到肩膀使雙手無法穿衣服（註），這相當於我們所謂的五十肩。我們應先治痛症，運用正確的刮痧拔罐方法，先清除掉受傷的瘀血，然後再來做拍打功的保健。拍打功和刮痧拔罐可以相互搭配，這樣能使傷處快速舒暢而且不易復發，以收保健與調理的功效。

　　如果沒有學過正確的刮痧拔罐，可以在受傷處輕輕地拍打，但不要太用力，這樣也會慢慢好轉，但需時較久。

Q: 有時頭會痛，請媽媽幫忙刮頭部，可是媽媽的手是冰冷的，而且身體一直不好，要如何是好呢？

A: （a）頭痛時請媽媽刮頭部，但是媽媽的身體不好，氣血不順，難怪手部冰冷。這種狀況練拍打功最好，特別是手部可以多做，例如搓手、拍手，以及指尖、掌根、手腕處的拍打氣功，尤其是第一式九指神功開井穴的九個動作，多加操練可以讓末梢氣血活化，手就不會冰冷。

　　（b）頭痛時，一方面可以用刮痧拔罐，針對痛點做調理，同時也

註：「有病看醫生、健康靠自己」是健康治病的基本原則。車禍一定要先至醫院診治，確認無骨折等傷害，而痠痛等無法治癒時，可配合正確的刮痧拔罐、氣功等方法調理，有很好的效果。

可以配合拍打功。第四式叩頭醒腦萬事通、第五式開天鳴鼓耳鼻聰，
這兩式的功法對於調理頭痛、活化腦部氣血頗具功效。

Q：練拍打功時，為什麼會感覺到有一股熱氣往腳底傳遞？

A：人如果平時不保健，隨著年紀漸大、身體機能慢慢退化，位於神
經末梢的手腳就特別容易感覺冰冷。

更嚴重的狀況，是腳會感到冰冷痠痛無力。當腳冰冷、無力，必
須靠枴杖來支撐的時候，就是衰老的開始。練拍打功以後，活絡了全
身氣血，尤其是第十五式、第十六式的足三陽、足三陰拍打加上蹲站
的動作，能使整個腿部氣脈活絡，氣血通暢到腳趾尖末梢，所以會有
一股溫熱的暖流感應。

Q：練拍打功時，發現手心及腳底都是濕的，這是什麼原因造成的？

A：許多練功者在正確操練了拍打功以後，很快就有這樣的現象反
應，這在中醫叫做瞑眩反應，在西醫叫做好轉反應。

但是有些人流手汗、有些人流腳汗，這是什麼原理呢？

人體百分之 75％以上是由水分組織而成。當人的身體健康時，全
身的每一個骨骼、肌肉、經脈、皮毛裡面的細胞都充滿了水，也就是
正常的體液。當身體不健康，造成瘀塞時，這些就變成溼氣，變成阻
塞不通的氣血，出現所謂風濕、濕氣重的現象，因此人就會顯得非常
沉悶，沒有活力。

　　習練拍打功時會流手汗的人，多是心臟功能不好，因為心主汗（有些人一緊張、或心理有壓力的時候，就會流手汗，這就是心主汗）。透過正確的氣功法操作，可活化心經經脈以及心臟功能，把多餘的、不通暢的濕氣由手心排除。此外依據我國傳統醫學經絡學說，手心是心包經的勞宮穴，正好是排除手汗的主要地方。

　　另外，如果練拍打功出現腳出汗的現象，表示腎臟的經脈氣血不通暢，有風寒溼氣。經過正確的氣功運動以後，活化了腎臟及其經脈的氣血，將裡面瘀滯不通的寒溼之氣由腳底的腎經湧泉穴排出，這是一個非常好的現象。持之以恆、循序漸進地操練拍打功，慢慢地心臟及腎臟功能就會逐漸恢復健康。

Q：習練拍打功時腳部好像有電流通過的感覺，這是否正常？

A：這與上一個問題一樣是非常好的瞑眩現象。這是因為在經脈的某個部位有電量不平衡、阻塞的狀況，經由正確的氣功活動，促進淤塞部位暢通，進而調整電量的平衡。

　　氣功的修練，可促成電極的有序化。電極的有序化是什麼呢？如果把人體的一個個細胞當做一個個小磁場，在正常的狀況下，是正負（＋－）、正負排得很整齊。但是當氣血阻塞不順暢時，正負極混亂，就造成這個部位氣脈的不通。而氣功本身就是能量、就是電、就是磁極，經由操練氣功，可將混亂的小磁場（細胞）排列整齊，讓氣血恢復通暢。

　　如果學過刮痧，還可以拿著刮痧板直接在感應到電流通過的地方，

正確地刮 3 ～ 5 分鐘，功效更好。

Q：練拍打功一段時間，在右腳背的第三、四、五腳趾頭根部前方會有麻麻的感覺，為什麼會這樣呢？

A：會有這種狀況，大多表示從小脾氣不佳、過於疲累、易受風寒等，累積到現在。這個部位是膽經通過的地方，如果在膽經的竅陰穴放血，在腳背刺絡拔罐，很快就能改善。

如果沒學過刮痧拔罐，可持之以恆地操練拍打功，並加強「足三陽、足三陰」，也會有很好的保健調理功效。

Q：和前一題有同樣的情況，不過是左腳麻，刮痧可以嗎？

A：依據我國傳統醫學的陰陽學說：左陽右陰，左氣右血，基本上都是臟器出了問題。單側腳麻，問題多出在腰部，可檢查疼痛不適處拍打或刮痧拔罐。拍打功與刮痧拔罐搭配是為「整合療法」，保健調理功效更佳。

Q：做完拍打功腳會麻麻的，但以前不會。

A：這是代表腳部的氣血不通暢，以前可能不覺得，那是因為腳部一直在動。剛練拍打時，因腳部久站不動，氣血無法通達，就會有麻麻的感覺。前面已經提過，這是瞑眩（好轉）反應，循序漸進、持之以恆地長期習練，就能達到活化氣血、延緩衰老的功效。

4

Q: 練拍打功時,如果臨時有事,沒有從第一式做到第二十式而中途結束,會不會造成傷害?

A: 練功時臨時有事,隨時可以收功。氣功的基本原則就是鬆靜自然,收功最簡單的方式,就是輕搓雙手,嚥口口水就可以了,絕對不會造成傷害。

Q: 冬天因天氣寒冷,手指有習慣性乾裂的現象,練拍打功時手指頭會痛。碰到這種狀況,是要等到手指好了再練,還是繼續練?

A: 冬天時手指會有習慣性乾裂的現象,這在我國傳統醫學的基本病理上,代表心腎功能不好,造成末梢氣血的不通暢。這時更應該勤練拍打功,但是不要太用力,而且在練功之前,先在龜裂的地方抹上乳液或刮痧膏,然後多輕搓手,讓乳液或刮痧膏深入滋潤龜裂處,接著再開始拍打,以活化末梢氣血。

要改善這種狀況,還可加強第一式九指神功開井穴,第十一式前八卦轉小乾坤,以及第十三式腰腎命門先天功。因為在我國傳統醫學的陰陽五行裡,冬天主寒、主腎,所以要強化腎臟功能,第十三式頗有成效,但是絕對不可過度用力,要循序漸進。

如果學過正確的刮痧拔罐,可以每天溫灸命門 3 ～ 5 分鐘,對於強化腎臟的效果更好,可加速活絡末梢氣血,讓指尖恢復正常。

Q: 練拍打功時會有缺氧的感覺,這是怎麼回事?

A: 這是一部分人的正常反應，這些人多半是心肺功能長期虛弱，因為心主血、肺主氣，而且大多平常運動量不夠，或是運動的方式不正確，所以頭部、胸部會有缺氧的現象。操練拍打功的第四式叩頭醒腦萬事通，和第十一式前八卦轉小乾坤，效果會非常好。

如果你是屬於那種跑個一百公尺，就頭暈眼花甚至要嘔吐的人，練拍打功時一定要知道正確的方法。一開始不要用力，手勢要放鬆、放和緩，覺得不舒服就休息，然後循序漸進、持之以恆。如果一下子拍擊過度，反而會造成胸悶、頭暈缺氧的情形，雖然這是瞑眩現象，是好轉的徵兆，但也是過度反應。解除的方法就是再輕輕地、更加小力地持續拍擊 1-3 分鐘，這樣暈眩、氣悶的現象就可以解除。

不過若要治本，還必須拍腰，也就是操練拍打功第十三式腰腎命門先天功。因為腰主先天之氣，是腎氣，所以會喘、氣上不去，都與腎臟功能不好。

Q: 練完拍打功是否可以馬上洗手？

A: 練完拍打功馬上洗手是可以的，但要洗溫水，尤其在冬天不要洗冰冷的水，因為冷水的寒氣容易從剛做完運動而張開的毛細孔沁入體內，長久以來會對身體造成傷害。

如果沒有溫水，那麼練完拍打功 20 分鐘以後，就可以用常溫的水洗手。但是在冬天嚴格禁止，就算沒有練功，也盡量不要用冰冷的水洗手，因為容易造成凍傷。這也就是女人為什麼容易有三十腕、四十肘、五十肩，因為她們在冬天做家事、洗衣服多用冷水，同時被寒氣所傷。

4

Q:可以在風很大的地方練拍打功嗎？

A:練功時氣血活絡、毛細孔張開，強化了新陳代謝，皮膚會變得細緻、美麗而溫潤。但是如果你在強風處，或正對著冷氣、電風扇練功的話，容易感冒。

Q:因為抬重物而腰痠，在腰部拍一拍就舒服多了。

A:在了解原理之前，只要有痠痛、脹麻的現象，我們就會、而且幾乎是反射性地輕輕拍打、按摩痠痛部位，然後就會覺得舒暢多了。現在我們知道，會有這種現象是由於氣血不通，因為「不通則痛」，所以在痠痛部位施行拍打，就能活絡此處的氣血。這也就是我們一直強調的，了解正確的原理，並配合習練正確的氣功功法，更能收保健養生之效。

Q:兩個膝蓋平常容易痠痛，在練完拍打功後，會覺得人很疲憊想睡覺？

A:這代表這個人平常的運動量不足，而且兩個膝蓋的功能已經開始退化。經由操練拍打功，活化氣血以後會覺得疲憊想睡覺，這是很自然的生理平衡，也表示這個人平常真正的深度睡眠不足，所以一方面要持之以恆地練功，但也不要過度，疲憊想睡時就應該去休息。

　　有這種狀況還須加強脾胃經脈，因為腳膝蓋部位正好是脾胃經脈通過的地方。根據我國傳統醫學基礎理論，脾胃經脈主肌肉，和一個

人的疲累程度有關係。所以在我國古醫書上有這種說法，白天想睡是脾病，脾胃功能不好就容易疲累、容易全身肌肉緊繃、容易沒有胃口，這時持之以恆地操練拍打功，可獲得很好的改善。

Q：練拍打功一定要按照順序嗎？如果沒有按照順序是否對身體會造成不好的影響？

A：照順序練當然是最好，因為拍打功是一個套路功法，有暖身運動、有預備式，然後從手腳的末梢開始活化氣血，從頭循序而下，遍及全身。

　　但是如果時間不允許，或者自己的身體狀況在某一方面比較特殊時，可以針對個人需求將它拆開，單式照樣可以習練，不會有什麼不好的影響。當然如果能夠先整套習練，然後再針對自己的身體狀況，加強操練單式，效果會更好。

　　例如做完整套拍打功，活化全身經脈之後，如果心臟功能特別不好的人，就可以加強第十一式前八卦轉小乾坤，開前八卦，但是不可過度用力，力道要放小，輕輕地敲擊。有時如果沒有時間做整套，直接做第十一式也沒有關係，每天都做這一式也很好，但要記住不可太大力，一切以不痠痛、不疲累為原則。

Q：為什麼我練拍打功時會使痠痛的地方更為痠痛，如腰、肩、背等？

A：這就是所謂的瞑眩現象、好轉反應，但也表示你拍打的力道稍微過頭了。這時你要繼續操練，但力道放小、時間拉長，慢慢就會

有所改善。

**Q:** 做完拍打功是否要喝水？

**A:** 一般人都覺得做完拍打功要喝水，其實自然就好。反而是以往在腳部病理按摩有一個不正確的觀念，就是做完要強迫喝 500cc 的水，這是錯誤的，而且一下子喝太多水甚至會造成水中毒（註），如果是幼童，他的胃根本沒辦法容納 500cc 的水。所以順其自然，比平時稍多喝一點就可以，但要特別注意的是，絕對不可以喝冰水，冷天要喝溫開水，平常喝冷開水即可，它可以幫助氣血活化。

**Q:** 做完拍打功，手一會兒感覺熱熱的，一會兒又覺得冰冷，冷熱感覺交替出現，為什麼？

**A:** 這是身體習練正確功法後一種很好的瞑眩（好轉）反應，氣脈通暢的過程，另外也顯示練功者機體的肝膽功能不正常。依據我國傳統醫學基礎理論，肝膽經脈的功能表現在陰陽學說裡屬「少陽」，也就是「半表半裡」，具體表現是人會感覺「寒熱往來」，也就是一下熱一下冷，好像「瘧疾」打擺子一般，反應了練功者的肝膽功能不佳。這時經過拍打，能使肝膽經脈活化而正在排除氣脈中的風寒溼氣，

---

註：水中毒是人體在短時間內喝下大量水分，腎臟無法排泄而導致血鈉過高的一種疾病。通常有昏迷、抽筋等症狀。

這是一個很好的瞑眩反應。持之以恆地習練，慢慢就會回復正常，而且以後較不容易感冒、不容易中風、不容易壞脾氣。

Q：有耳鳴的狀況，如何用拍打功來調整？

A：根據我國傳統醫學基礎理論，「腎開竅於耳」，耳鳴的基本原因在腎臟功能的障礙，所以年紀慢慢大了，或腎臟功能不好的人，容易有耳鳴、重聽的症狀產生。這時可以加強操練第五式開天鳴鼓耳鼻聰，以及第十三式腰腎命門先天功，來做表裡配合的調理保健，會有很好的改善功效。

Q：空腹時可否練拍打功？

A：若不得已空腹時仍然可以做拍打氣功，只是力道要更小，而且輕輕拍打後，飢餓感比較不會那麼強烈，所以也可以收減肥之效。但光靠飢餓減肥，絕對是錯誤的。

Q：飯後可否練拍打功？

A：一般人總以為飯後不可運動，事實上並不完全正確，而是飯後不可「激烈」運動，但一定要正確習練「長命拍打功」，這才是正確的保健觀念，一如嬰兒奶後拍打同樣重要。

　　大家可能都聽過「飯後百步走，活到九十九」，尤其年過三十歲

的中年人。被後世尊稱為藥王的唐朝醫藥學家孫思邈也說過，飯後要勤摩腹，並且要「徐行百步多」，可以活化大小腸的吸收、排泄機能。所以飯後可以練拍打功，能增強身體的消化吸收功能，但切記不要太用力。

Q：練拍打功以後，喉嚨下方會癢，氣好像上不來的感覺，為什麼？

A：這個部位在傳統醫學經脈學說是屬於任脈的天突穴，天突主咳嗽，主肺部氣血的通暢，所以習練拍打功以後，尤其是胸部的拍打，心肺功能獲得強化，因此有些人會覺得喉嚨癢癢的，甚至會咳嗽，這是好轉反應、排毒現象。遇到這種情況要輕拍，力道要和緩、不要用力，用力拍就會咳個不停。雖然這是好轉反應，但是太過強烈也不好，所以要將力道轉小，時間慢慢加長。

如果在天突這兒通不過去，最快、最好的方法是在這裡施以正確的刮痧拔罐。

Q：我是第一次習練「長命拍打功」，為什麼在師兄幫我開完穴後，站起來時突然感覺到胸前發熱，並且有一道白光由頭頂進入身體？

A：首先恭喜你，這是一個可遇不可求的好現象。開穴時，師兄以其「真氣」（手一定是熱的，甚至是燙的）幫你在額頭、頭頂、背上督脈的穴位打通經脈，前胸通後背，因此在前胸相對應的任脈部位有溫熱的感覺，乃是氣脈通暢的好現象，對於前胸心肺功能的促進會有很好的功效。

其次頭頂正中為督脈的「百會穴」，此為瑜伽的「頂心輪」、道教的「泥丸宮」、密宗的「梵穴」，是各家修練的重要穴位，一道白光進入，為天地磁場的互通感應，相對應著你平時為人單純善良，較易得著如此感應。此絕非「大師發功」、「神魔附體」，好好勤練功法，保持善心，助人不害人，將會有更大、更神奇的感應。

# 正宗版 長命拍打功免費學功 報名表

編號：_____（讀者勿填）　　_____ 年 _____ 月 _____ 日 填表

**姓名：**

**性別：**□男　□女

**出生：**_____ 年 _____ 月 _____ 日

**手機：**_____

**傳真：**_____

**地址：**_____ 縣市 _____ 市區（鄉鎮）_____ 路（街）

　　　　_____ 段 ____ 巷 ____ 弄 ____ 號（____ 樓）之 _____

**E-mail：**_____

............................................................................

**※ 注意事項：**

- 請將此報名單詳填，傳真至 (02) 8925-0362
  或 e-mail 至 wuchangshin@yahoo.com.tw
- 學會收到報名單，即安排上課日期（暫定週日上午），
  回傳出席證給您（請務必註明您的傳真，或 E-mail 號碼）
- 週日上午不便，希望時間：週 ____ □上午　□下午　□晚上
- 若因事未能出席，請於活動前 5 日電洽：(02) 8925-0359（採小班制）
- 親友一起參加，可影印報名表，但必須每人填寫一份。
- 上課當日，請務必攜帶出席證報到，並請提早入場，
  遲到謝絕入場，以免影響場內秩序。

..........................................................................

**※ 上課地點：**□新北市永和區福和路 172 號 3 樓

　　　　　　　□台北　□彰化（地址將註明在出席證上）

　　　　　　　□其他 _____（建議地點）

**※ 電　話：**(02) 8925-0359・0937-952-741・0932-697-268